Y CYFAN A FU RHYNGOM NI

IESTYN TYNE

ISBN: 9781917006248

Cyhoeddwyd gyda chymorth ariannol Cyngor Llyfrau Cymru.

Dylunio mewnol a'r clawr: Dafydd Owain, Cyngor Llyfrau Cymru

Darlun y clawr blaen ('Mynydd Mawr') a'r clawr ôl ('Mynydd Bach'):
Richard Farmer, Gwasg Cae Coch

Cyhoeddwyd gan:
Gwasg y Bwthyn, 36 Y Maes, Caernarfon, Gwynedd LL55 2NN
post@gwasgybwthyn.co.uk
www.gwasgybwthyn.cymru

Y CYFAN A FU RHYNGOM NI

AR LWYBRAU 'ATGOF' PROSSER RHYS

IESTYN TYNE

bwthyn
GWASG Y BWTHYN

Magwyd Iestyn Tyne yn Llŷn ac mae bellach yn byw yn Arfon gyda'i deulu. Cyhoeddodd nifer o gasgliadau o farddoniaeth a nofel i oedolion ifanc, ac roedd yn un o olygyddion *Welsh (Plural)*, y gyfrol o ysgrifau ar ddyfodol Cymru. Mae'n un o sylfaenwyr a golygyddion gwasg annibynnol Cyhoeddiadau'r Stamp ac yn un o Gymrodorion Cymru'r Dyfodol 2023-25. Yn 2024 fe'i penodwyd yn Fardd y Dre cyntaf Caernarfon.

‘Yn llais y llenor arbennig hwn daeth hanesydd y “gwir di-goll” i gwrdd â dramodydd y dychymyg, ac o’r cwrdd daeth llyfr cwbl annisgwyl i fod. Yn llif lliwgar y dweud, sy’n ddwys, yn ddifyr ac weithiau’n ddig, mae’r penodau’n llenwi hen fylchau ac yn agor rhai newydd. Ar ei hyd, mae’r gwaith yn wahoddiad i gydfyfyrio â’r awdur am y berthynas rhwng llenyddiaeth a chymdeithas – ddoe a heddiw. Yng ngolau tyner, treiddgar y dwyn i gof mae lluniau yfory’n newid.’

Mererid Hopwood, Archdderwydd Gorsedd Cymru

—

‘Nid gormodiaith yw galw *Y Cyfan a Fu Rhyngom Ni* yn gampwaith ffeithiol-greadigol. Drwy gyfrwng taith bersonol, dilynwn Iestyn Tyne wrth iddo ganlyn hanes a stori Prosser Rhys ar hyd Cymru, gan ymdrwytho yn hynodrwydd y bardd a wnaeth enw iddo’i hun ar ôl cipio Coron Eisteddfod Genedlaethol Pont-y-pŵl am bryddest ddadleuol ac eithriadol. Llwydda’r gyfrol drwyddi draw i weu dehongliadau creadigol, cywrain, o fywyd a gwaith Prosser Rhys, gan amlygu gwaddol enigmataidd y bardd, y cenedlaetholwr, a’r dyn busnes llwyddiannus. Mae llên Iestyn Tyne yn oleuedig ac yn gaboledig, ac yn cyfleu natur ddyrys stori Prosser Rhys mewn modd sensitif a synhwyrus. Dyma gyfrol deimladwy a phwysig sy’n llwyddo i aros yn y cof, fel atgof afonydd wedi hen dreiglo heibio.’

Gareth Evans-Jones, golygydd *Curiadau: Blodeugerdd LHDTC+*

'Dyma gyfrol ddyfeisgar gan artist o feirniad sy'n mynd â llên bywyd Gymraeg i gyfeiriadau cyffrous wrth ddadlennu agweddau ar fywyd a gwaith Prosser Rhys. Ganrif ers ei chyhoeddi, rhyddheir y bryddest "Atgof" o hualau ei chyfnod a chaiff ryddid i fagu adenydd ac ystyron newydd. Awn ar daith sy'n croesi ffiniau gofod ac amser, lle y dychmygir y gorffennol drwy lens y presennol, a lle y cymylir y ffiniau rhwng bydoedd yr awdur a'i wrthrych mewn ffordd gwbl arbrofol. Adroddir yma naratif deallus a sensitif sy'n cydnabod y rhwystrau a'r bylchau – y gohebiaethau anghyflawn a'r cerddi nad oes hawl i'w cyhoeddi hyd yma – ac eto yn eu habsenoldeb, ymdeimlwn â'u presenoldeb. Cenfydd y gyfrol synhwyrus hon ei hegni byrlymus yn y symud rhwng ffaith a ffuglen, rhwng *plaisir* a *jouissance*, rhwng deddfau a greddfau.'

Rhiannon Marks, Uwch-ddarlithydd yn Ysgol y Gymraeg, Prifysgol Caerdydd

—

'Cyhoedda Iestyn Tyne ei genadwri yn gynnar yn y gyfrol grwydrol ond egnïol, wibiog ond pwrpasol hon: "Rhaid i ni roi lle i hanes anadlu, i ystwytho'i gyhyrau ryw fymryn." A pha ymarfer gwell i'r ysgyfaint sydd am anadlu'r gorffennol a'r coesau sydd am symud drwyddo na mynd am dro, chwedl yr is-deitl, "ar lwybrau" bywyd a gwaith llenor a gollfarnwyd ac a gamddeallwyd, a fu farw cyn pryd, ac a ailddarganfuwyd bron iawn gan oes fwy cydymdeimladol? Y canlyniad yw llythyr caru am yn ail â llyfr taith, cofiant yn gyfrodedd â beirniadaeth lenyddol gymharol, hanes lle a hanes llên yn gwreichioni wrth gyd-daro – ac o hyd ac o hyd y weithred ddychmygus o geisio gweld y gorffennol drwy lygaid y presennol: ffotograffau wedi pylu, tamaid o ffilm ddistaw, herciog, adeiladau ac ôl traul amser arnynt, amlenni wedi melynu – a hawlio i Prosser Rhys yr henaint a wadwyd iddo.'

T. Robin Chapman, cofiannydd Islwyn Ffowc Elis, W. J. Gruffydd a Saunders Lewis

‘I mi, newydd-deb y gyfrol a’i dull yw’r metanaratif a blethir drwyddi draw. Yn y lle cyntaf, yn llais chwilfrydig, agored, hunanarfarnol yr awdur a’i bwyslais ar yr amryw brosesau sydd ar waith wrth ddod â’i ymchwil a’i gyfrol i fwcwl; a llais sydd, efallai, yn adleisio’r llais chwilfrydig sy’n rhan o blethiad “Atgof”? Mae lleisiau eraill yn rhan o wead y gyfrol hefyd. Ceir cip ar brosesau llunio cofiant yn y sgyrsiau ffurfiannol pwysig â haneswyr lleol, awduron eraill, a ffrindiau, ynghyd â lleisiau’r bobl y mae’r awdur yn dod ar eu traws yng nghynefin Prosser ar y Mynydd Bach, ac yn y trefi sy’n rhan annatod o’i stori ef a stori “Atgof”: Pont-y-pŵl, Caernarfon, ac Aberystwyth. Ceir newydd-deb hefyd yn y penodau sy’n archwilio lleoliadau daearyddol mewn perthynas ag adrannau penodol o “Atgof”; ac er mor atgofus o arwyddocaol ydynt i’r naratif (o safbwynt ddoe a heddiw), mae mwy nag un olygfa yn dangos mai llestri ar gyfer pobl yw lleoedd ac mai ymwneud pobl â’i gilydd sy’n siapio stori’r lle – a stori “Atgof”.’

Cathryn Charnell-White, arweinydd modiwl ‘Testunau’r Enfys: Llunio Profiadau LHDT+’ yn Adran y Gymraeg ac Astudiaethau Celtaidd, Prifysgol Aberystwyth

—

‘“Llythyr caru at gerdd sydd wedi fy nilyn” yw disgrifiad Iestyn o’r dathliad disglair hwn o Edward Prosser Rhys, ond “llythyr caru at ei hawdur hefyd”. Cyflawna’r ddeubeth yn gywrain trwy weu ynghyd le, barddoniaeth, hanes a chariad mewn modd sy’n teimlo’n hollol ffres a gonest. Mae wedi dilyn llwybrau caled ar drywydd Prosser, gan hidlo’r diriogaeth o’i gwmpas gyda’r fath ofal ac empathi. Y darllenydd ei hun sy’n elwa fwyaf ar ei ymdriniaeth newydd sbon o ddiwylliant cwiar hanesyddol a chyfredol Cymru, a hynny drwy gyfrwng bydolwg ac iaith sy’n sgleinio’n loyw, yn glir ac yn llawn gweledigaeth.’

Mike Parker, awdur *On the Red Hill* ac *All the Wide Border*

i Morris (1900-46)
'Bellach bydd dithau wych'

CYNNWYS

Y PEDWERYDD CANIAD

RHESTR O'R FFOTOGRAFFAU

Pob ffotograff gan yr awdur, oni nodir yn wahanol.

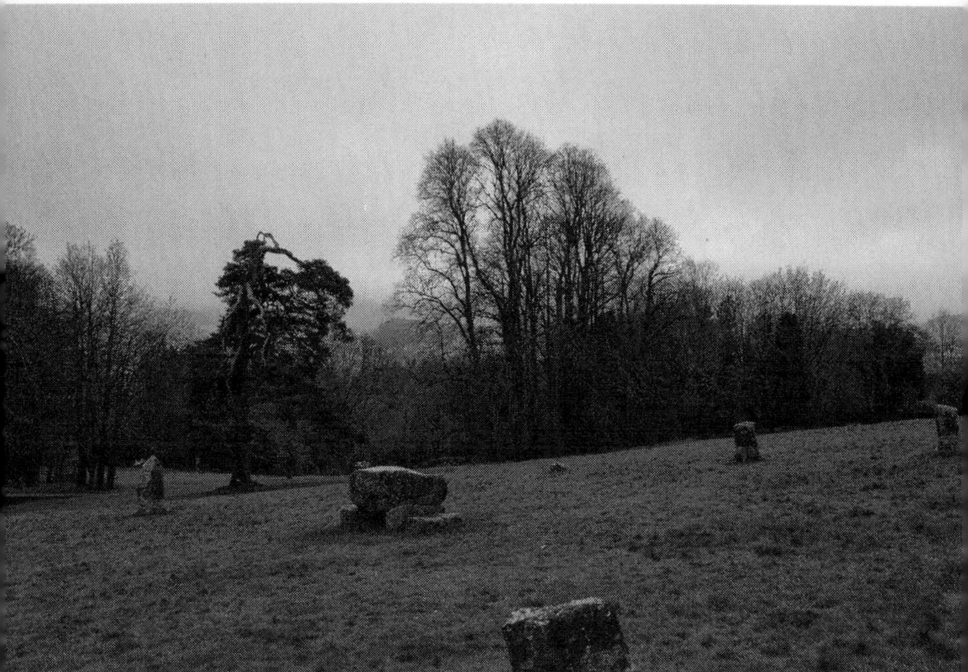

PROLOG

DEDALUS

Mae cyffro y tu hwnt i ddrws y pafiliwn; torf o bobl yn dynesu trwy wyll y babell eang. Mae clogynnau'n siffrwd, penwisgoedd yn cael eu twtio a thameidiau o sgyrsiau byrion a thaer yn digwydd ac yn darfod.

Y tu allan, o'r golwg ond yn bresennol trwy'r ffaith fy mod i'n gwylio eiliadau prin y ffilm Pathé sy'n tystio i'r digwyddiad, mae'r camerâu a gwŷr y wasg. Yno hefyd, heb os, mae torf enfawr o bobl, y rhai hynny na lwyddon nhw i hawlio sedd yn y gynulleidfa, yn aros i gael cip ar y sawl sydd ar gyrraedd. Mae yna wthio a phenelinio, pawb am y gorau i gael cip; berw o hetiau crynion caled a hetiau closh meddal, mwg sigaréts a chetynnau a su gwenynaidd y ffotograffwyr. Os yw hwn, dydd Mawrth y coroni, yn ddiwrnod poblogaidd bob blwyddyn, mae diddordeb neilltuol heddiw am fod ymwelydd enwocach nag arfer ar y Maes ym Mhont-y-pŵl.

Rhwng priflythrennau sefydliadol y Wasg a'r Orsedd mae gŵr ifanc, gwelw yr olwg, yn sefyll am eiliad yn ei gwmni ei hun; mewn bwlch bach o dawelwch sy'n agor rhwng dau brysurdeb. Mae sglein ar ei sgidiau ond mae'i siwt yn rhy dynn mewn mannau, yn llac mewn mannau eraill.

Nid ei siwt ef ei hun, efallai; nid siwt ddrud, yn sicr. Prin y sylwech arno yng nghanol y pantomeim, oni bai am y ffaith nodedig fod ganddo goron arian uchel am ei ben. Er mor uchel yw, mae'n cario honno'n gyfforddus; osgo'i ysgwyddau'n hyderus wrth iddo droi at y sawl sy'n ei ddilyn.

At ei ymyl rŵan y daw hwn, y tywysog arall. Tywysog gwneud o wlad wahanol ond un sydd, rydw i'n amau, yn gwybod p'un o'r ddau ohonynt sydd am heddiw o leiaf yn aer i Goron Genedlaethol. Maen nhw'n rhannu'r un enw cyntaf; un yn Edward Albert Christian George Andrew Patrick David o Windsor, y llall yn Edward Prosser Rhys o'r Mynydd Bach yng Ngheredigion. Oherwydd y cyntaf o'r ddau y penderfynwyd fod hon yn foment i'w chadw ar ffilm ac o'i herwydd ef y mae ambell un tuag ymylon y ffrâm yn diosg eu hetiau o barch brysiog; ond oherwydd yr ail y caf fy nhynnu, dro ar ôl tro, at ronynnau prysur y clip ar YouTube. Mae'n cymryd eiliad neu ddwy i lygaid y criw addasu i lacharedd Awst wedi tywyllwch llaes y pafiliwn, wrth i'r Gorseddigyn newydd gael trefn ar ei ŵn hir ac ailosod ei gap sgolor am ei ben gyda gofal, gan dylino'r melfed du yn ôl i'w briod siâp.

Gam y tu ôl iddynt mae mawrion yr Eisteddfod a'r Orsedd; y mwyaf o'r mawrion ar ffurf Elfed, yr Archdderwydd, efallai, ei gerddediad yn rhowlio fel cerddediad llongwr; hendaid yr Eisteddfod, erbyn hyn. Wrth ei benelin yntau mae Syr Vincent Evans ei hun, ysgrifennydd Cymdeithas yr Eisteddfod, golygydd y *Cyfansoddiadau* ac ymgorfforiad deddf a threfn sefydliad afreolus ar brydiau; os Elfed yw penddelw'r llong, Vincent sy'n gweithio'n galed i roi'r argraff fod llaw gadarn ar ei llyw. Yna daw Syr Ivor Herbert, Arglwydd Treowen: cyn-Aelod Seneddol Rhyddfrydol De Mynwy a gŵr o linach eisteddfodol anrhydeddus fel ŵyr i Augusta Hall, Barwnes Llanofer, Gwenynen Gwent. Mae yntau â'i wyneb main a difrifol dan gap melfed gyda'r nod cyfrin ar y talcen ac yn prysuro i hebrwng ei wraig, Albertina, trwy ganol y sgrŷm. Aiff Iarlles Treowen i sefyll yn y ffenest rhwng y ddau dywysog, a rhythu'n flin braidd i gyfeiriad y camerâu. Ei gwaith hi fu arwisgo'r darpar frenin yn aelod cyflawn o Orsedd y Beirdd cyn defod y coroni, trwy glymu rhuban gwyrdd am ei fraich i ddynodi'i adnabod dan yr enw barddol Iorwerth Dywysog. Daw eraill i'r golwg yn y cefndir, er ei bod yn anodd adwaen nodweddion wyneb ac ystum o bell. Ac os yw pawb arall ar bigau braidd, yn ceisio trefnu'u hunain ar gyfer y foment hon, rhai yn ansicr efallai am sut i ymddwyn yng ngŵydd tywysogaeth, balch a phenuchel yw Edward Prosser Rhys wrth rannu chwerthiniad â'r ymwelydd, y sylw ffraeth a'i sbardunodd yn llithro i lwnc y ganrif sydd rhyngom.

Dim ond munud a naw eiliad yw hyd y clip, ond rydw i wedi'i wylio ddegau o weithiau. Mae'n troi gen i wrth ysgrifennu hyn; yn pasio mor chwim ond eto, rydw i'n sylwi ar rywbeth newydd o hyd. Dydi rhywun ddim yn cymryd y ffaith o weld pobl yn y 1920au yn symud, yn sgwrsio, yn chwerthin, yn ganiataol. Pobl yr ydym yn nabod eu hedrychiad, efallai, o bortreadau syber; lluniau wedi'u llwyfannu'n ofalus dan siars i aros yn gwbl lonydd. Mae yma hiwmor, tynnu coes; dangos parch trwy ystumiau'r corff. Mae'r bobl hyn yn siarad â mi. Maen nhw'n fy ngwahodd i'w byd, yn ceisio fy nghael i feddwl amdanyn nhw yn yr adegau sy'n disgyn y tu hwnt i deilyngdod y cofnod hanesyddol. Rydw i'n ysu am sylwi ar un ohonyn nhw'n chwythu trwyn, neu'n taflu winc slei at rywun y tu hwnt i'r camera.

Mae'n gwneud i mi sylweddoli mor anodd ydi ceisio estyn llaw a gafael yn edafedd personoliaeth rhywun sy'n perthyn i oes wahanol; nad yw'n byw ond trwy'r hyn y dewisodd, neu y dewisodd ei deulu ei bod yn briodol ei waddoli a'i ddiogelu er budd cenedlaethau'r dyfodol. Weithiau, daw cofiannydd rhyngom ni a'n gwrthrych hefyd; a dyma fi, un arall, yn ceisio tynnu ambell haen ond yn ychwanegu f'un newydd innau at y llanast hefyd.

Does dim sain yn gefnlen i'r fideo; dim cerddoriaeth jingoistaidd nac acen BBC yn disgrifio'r hyn sy'n digwydd. Mae'r ffigyrau gronynnog yn symud ar draws fy sgrin yn herciog, fel pypedau braidd, eu cerddediad ryw hanner cam yn sioncach nag y dylai fod, y curo dwylo yn gomig o gyflym. Mae fel rhyw hanner gwirionedd lle mae digon i'r dychymyg gael ei ddannedd ynddo. Oherwydd mae gofyn i'r hanesydd fod â dychymyg byw hefyd, wrth geisio clytio'r hyn a fu yn ôl at ei gilydd; ceisio paru edafedd modern â thameidiau o hen frethyn. Ail-greu rhywbeth yn y tyllau. Os dibynnwn ar y dystiolaeth sych yn unig, pa le sydd i gyfrin bethau'r galon, yr hyn nad ysgrifennwyd, na ffotograffwyd, na ddarluniwyd? Ac i ba raddau yr ydym ni'n ein hamddifadu'n hunain o well dealltwriaeth o fywydau'r gorffennol trwy beidio â chaniatáu, weithiau, rwydd hynt i'r hyn a allai fod wedi bod? Fe ddylem gofio, hefyd, mai un math o hanes y tybiwyd, dros ganrifoedd maith, ei bod yn dderbyniol ac yn briodol ei roi ar gof a chadw.

Bydd dadlau weithiau ynghylch y mater o ddamcaniaethu fod ffigyrau amlwg yn hanes y byd yn ffigyrau cwiar. Un enghraifft nodedig yw Abraham Lincoln, y dywedir gan rai ei fod yn ddeurywiol (term nad oedd yn bodoli yn ei oes ei hun, wrth gwrs – ceir y defnydd hysbys cyntaf o'r gair *bisexual* yn yr iaith Saesneg ym 1892, ddegawdau wedi llofruddiaeth Lincoln). Yn ifanc, cafodd y darpar arlywydd berthynas hirhoedlog â gŵr ifanc arall o'r enw Joshua Speed, perchennog siop yn Springfield, Illinois. Na, doedd hi ddim yn beth anghyffredin i ddau ddyn ifanc rannu gwely mewn tŷ lojin yn y dyddiau hynny – ac felly doedd hynny ynddo'i hun ddim yn dystiolaeth fod rhywun yn hoyw neu'n ddeurywiol. Doedd y ffaith nad oedd hynny'n anghyffredin ddim yn dystiolaeth i'r gwrthwyneb *chwaith*, ond mae'n gwneud y cyfan yn haws i haneswyr – yn enwedig y rhai sydd efallai'n anghyfforddus â'r ensyniad ac am ei ddileu – ddiystyru'r cyfan fel ffansi, fel bodloni naratif modern. Anos wedyn yw diystyru'r llythyrau angerddol rhwng Lincoln a Speed a'r modd torcalonnus y teimlai'r ddau eu bod yn bradychu'i gilydd trwy briodi â'u gwragedd. Ond gwnaethpwyd joban effeithiol ar y cyfan, o wadu goblygiadau'r rheiny hefyd.

Rhaid i ni roi lle i hanes anadlu, i ystwytho'i gyhyrau ryw fymryn. Caniatáu rhoi 'os' ar ôl y 'beth'.

Prosser, felly. Deuthum ar ei draws ar hap i bob pwrpas; cyrhaeddodd ei gyfrol denau o gerddi fy nhŷ myfyrwyr yn Aberystwyth mewn bocs o lyfrau ail law a chefais gopi o gofiant iddo ar ôl rhywun arall. Casglwn domennydd o lyfrau o farddoniaeth Gymraeg ac am farddoniaeth Gymraeg bryd hynny gan losgi fy menthyciad hael ar hel pethau allai fod o ddefnydd ryw ddydd. Wnes i ddim troi at ei waith nes cael cic gan destun traethawd a ofynnai i ni ysgrifennu gwerthfawrogiad o waith bardd Cymraeg o'r ugeinfed ganrif. Bryd hynny y crwydrodd fy llaw at feingefnau treuliedig y cyfrolau hynny; ac at y llun trawiadol o Prosser ar glawr cofiant Rhisiart Hincks, yn pwyso'n hamddenol ar gadair dderw hardd Eisteddfod Ieuenctid Hâd y Cymry, Penbedw. Pwy oedd hwn? Gwelais wrth sgimio'r amlinelliad o ddyddiadau'i fywyd ei fod wedi ennill rhagor o gadeiriau lleol ac i brofi ei fod yn fardd o ddifri – Coron yr Eisteddfod Genedlaethol ei hun. Tystiai enwau a neidiai o'r tudalennau wrth sgimio wedyn i'w droadau yn yr un cylchoedd â Cynan, Kate Roberts a Caradog Prichard, enwau mwy cyfarwydd i mi. Bu farw'n ifanc – roedd dyddiadau deupen ei fywyd yno ar y clawr: 1901-1945. Bywyd a rychwantai ddau ryfel byd a chwalfa ymerodraethau; diwygiadau, nid rhai crefyddol yn unig ond rhai gwleidyddol, technolegol a moesol, llenyddol hefyd; gwelodd Gymro Cymraeg yn Brif Weinidog ac Iwerddon yn mynnu'i rhyddid. Roedd o hefyd yn hoyw neu'n ddeurywiol meddai rhai ar y we, er na ddywedai ei gofiant yr un gair am hynny.

Ar adeg baglu ar ei draws roeddwn i tua'r un oed ag y mae o yn y llun hwnnw a dynnwyd ym Mhenbedw. Roeddem ganrif ar wahân ond roedd rhywbeth yn ei hunanfeddiant hy yn y ffotograff hwnnw yn fy hudo, a'r obsesiwn oedd gen i am groniclo a chatalogio hanesion hen gadeiriau eisteddfodol yn gymorth i'r diddordeb gydio. Y gŵr ifanc yn y llun fyddai gwrthrych fy nhraethawd, ac fe ddysgwn amdano wrth fynd. Bychan o ran swmp oedd y llyfryn a gynhwysai ddetholiad o holl waith barddonol ei oes; gallwn ymgyfarwyddo'n rhwydd â hynny. Gwelwn ar unwaith o'r blociau twt o destun ar dudalennau *Cerddi Prosser Rhys* fod hwn, fel finnau, yn ffan o'r soned, a hyd yn oed ei gerddi cynharach yn gwpledi ar fydr iambig, wedi'u trefnu'n wythawdau a chwechawdau. Onid yw pleser y mesurau hynny'n cychwyn cyn darllen gair, wrth weld stafelloedd onglog y cerddi'n tywyllu'r papur? Maent yn wahoddiad i agor drws; yn llyncadwy mewn un; ac o wybod o'r dechrau derfynau ei ddweud, gall y bardd wasgaru ei drawiadau â chysondeb heb i'w gerdd fynd ar gyfeiliorn. Roedd yn fesur lled newydd yn y Gymraeg yn y 1920au, mesur oedd megis dechrau llacio'i gyhyrau yn nwylo'r cefndryd, Parry-Williams a Williams Parry. Dyna'r cyfrwng perffaith felly i'r arbrofwr o fardd oedd am gymryd trywydd newydd heb bwysau'r canrifoedd o draddodiad a disgwyliadau a ddaw mewn sach ar gefn y gynghanedd. Daeth yn amlwg i mi'n fuan iawn mai bardd oedd am greu math cwbl newydd o gerdd yn y Gymraeg oedd Prosser Rhys; o ran arddull, ffurf a chynnwys. Darllenais yn eiddgar.

Defnyddir yr ymadrodd 'cyn ei amser' yn aml i ddisgrifio rhywun y mae eu dawn a'u gweledigaeth yn serennu ymhell cyn i ni fod â'r ymwybyddiaeth a'r eirfa i'w gwerthfawrogi. Gellid disgrifio Edward Prosser Rhys felly, ac mae rhai wedi gwneud hynny. Ond allaf i ddim llai na theimlo chwaith i hwn gael ei wasgu o'r mowld ar union yr adeg iawn. Llithrodd trwy gil drws oedd wedi ei adael ar agor am gyfnod byr; yn yr ymlacio damweiniol wedi cyflafan enbyd y Rhyfel Byd Cyntaf esgorwyd ar swigen fach o ddegawd lle'r oedd rhyw gymaint o ryddid i ddyn edrych am i mewn ar gyfrin bethau ei feddwl a'i gorff, a'u mynegi. Yn Prosser Rhys gwelaf ŵr a wnaeth elyn tanbaid o ambell un ond oedd, at ei gilydd, yn annwyl iawn i'r rhan fwyaf o bobl a ddeuai i gylch ei gydnabod. Gwelaf un y bu erlid didrugaredd arno gan rai am ei ddaliadau a'r hyn y meiddiodd roi llais iddo, ond un allai ddibynnu ar gefnogaeth gadarn cyfeillion; yr hyn a alwem erbyn heddiw, mae'n siŵr, yn *allies*. Do, fe'i galwyd gan rai yn wrthun, yn groes i natur; ond roedd cymaint yn fwy yn barod i arddel ei waith a'i ddathlu, i gydnabod fod yma artist beiddgar oedd am i'w gelfyddyd fod yn fwy na rhywbeth cain a phleserus i'r glust, yn rhywbeth – pwy a ŵyr? – allai newid byd.

Yr hyn a ganlyn yn y gyfrol hon yw fy llythyr caru at gerdd sydd wedi fy nilyn ac wedi mynnu cydio yn fy llawes er mwyn fy nhynnu ar ei thrywydd. Mae'n llythyr caru at ei hawdur hefyd, rhywun a aeth ati'n ddewr i gyfansoddi rhywbeth prydferth, ffaeledig, yn wyneb tymestl fewnol fawr. Bardd, fel cymaint o feirdd, a fu farw'n ifanc ac yn hardd, heb ei lawn ddeall gan neb. Bu sôn am ei stori fel un drist ac oes, mae cryn drasiedi yma ac mae mygu teimladau a greddfau yn rhan amlwg o'i daith. Bu sôn hefyd mor wahanol fyddai bywyd Prosser heddiw, o gael byw dan amgylchiadau cymdeithas fwy gwaraidd, fwy goddefgar. Eto i gyd, mae hi mor hawdd rhoi heddiw a ddoe ar ddau wastad cyferbyniol y glorian a chael heddiw'n well. Nid ydym yn ddiduedd wrth gyrraedd casgliadau o'r fath.

Dof i ben fy nhaith wrth i'r trên glecian rownd y tro i orsaf Pont-y-pŵl a'r Dafarn Newydd, ac mae tipyn o waith cerdded cyn cyrraedd y dref. Croesaf y ffordd fawr wrth adael y stesion cyn dilyn y llwybr coediog sy'n cadw'n dynn at lan y gamlas ym masn Pant-y-Moel. Mae'n fore llonydd a glawog, y glannau'n fwd a'r adar yn brin, ambell hwyaden ar ddeciau'r cychod yn troi pen i'm cyfeiriad dan gwfl o blu. Croesaf y gamlas a'r ffordd, a chroesi ffordd arall, mynd i'r cyfeiriad anghywir, sylweddoli hynny a throi ar fy sawdl a'm cael fy hun ar Clarence Road, sy'n rhedeg yn gyfochrog ag ymyl Parc Pont-y-pŵl ar ochr draw'r dyffryn. Af yn fy mlaen, heibio i'r llefydd sy'n gwerthu ceir a'r llefydd sy'n cynnig eu golchi, a faint fynnir o gytiau sinc rhydlyd. Wrth ddrws cefn golchdy eironig o fudr Snow White mae criw o'r gweithwyr wedi hel i smocio, ac yn fy nghyfarch yn glên wrth imi fynd heibio. Rydw i'n cerdded ar ymyl ffordd sydd yng ngwely hen lwybr y traciau trên trwy ardal Trosnant; yma y byddai'r trên wedi arafu wrth stemio i'r orsaf gerllaw'r gwaith nwy a'r felin ŷd, a Prosser yn cael ei olwg gyntaf ar dref fywiog Pont-y-pŵl.

Saif adeilad y gwesty fel un o drindod ym mhen uchaf Clarence Street. Mae iddo ddyluniad tri llawr trawiadol, y simneiau uchel a'r to gambrel serth yn rhoi iddo urddas sy'n hawlio'r gornel. Tŷ tafarn ydoedd yn nyddiau cynnar y 1820au; tua hanner canrif yn ddiweddarach daeth yn westy ac erbyn blwyddyn Eisteddfod Pont-y-pŵl roedd gwaith sylweddol diweddar wedi rhoi i'r adeilad ei wyneb crand sydd mor amlwg heddiw. Er bod pobl leol yn dwyn y Clarence i gof fel y poshaf o westai'r dref aeth yr adeilad yn wag o ganol y 1980au a heddiw, dan darmac yr A4043, archfarchnad Tesco, a phopeth cysylltiedig â'r ddeubeth hynny y mae llawer o'r hyn y byddai Prosser wedi ei weld trwy'r ffenestri eang. Gofalwyr yn eu dillad gleision llaes sy'n mynd a dod wrth i mi basio: wedi sawl ymgais aflwyddiannus i adfer y gwesty i foethusrwydd y dyddiau a fu, y ffasâd yw'r unig fur gwreiddiol sy'n dal i sefyll ar flaen y cartref gofal i'r henoed.

Ond rhai o lenorion ifainc mwyaf herfeiddiol eu hoes sy'n cydseiadu a chydfrecwasta dan gronglwyd y Clarence Hotel ar ddechrau Awst 1924: Prosser Rhys, John Eilian a Cynan. Ni ellid bod wedi dod o hyd i arhosfan mwy cyfleus a dymunol am yr wythnos gan na chymer fwy na phum munud ar droed i gyrraedd mynedfa'r parc gyferbyn â neuadd y dref. Drws nesaf, mae'r Carlton Café yn addo seigiau a phaneidiau i'r eisteddfodwr llwglyd. Ac i gwblhau'r drindod, y drws nesaf i'r caffi mae argraffdy Henry Hughes, cartref y *Pontypool Free Press* gynt ac erbyn i mi fynd heibio, pencadlys cwmni tacsi Fab Kabs, ond gyda'r llythrennau bras, er eu plicio, yn dal i ddatgan NEWSPAPERS. Ar gyfer wythnos yr Eisteddfod, addurnir y sgwâr o flaen yr adeiladau hyn â baneri – Jaciau'r Undeb, yn ddieithriad, bron – ac arwydd mawr calonagored ar du blaen yr argraffdy sy'n fy atgoffa o ymdrechion harddu eisteddfodol fy mro innau: CROESAW I BAWB. Yma yn aroglau'r inc a'r te mae pŷls a chyffro'r ŵyl gymaint ag unman arall, a'r tri chyfaill yng nghanol y berw, yn gefn i'w gilydd. Gyda'r nosau, mae rhai o eilunod y beirdd ifanc yn glanio yn y Clarence i yfed, T. Gwynn Jones ac R. Williams Parry yn eu plith.

Mewn ffotograff a dynnwyd gan nai i Elfed, yr Archdderwydd, wrth i'r orymdaith orseddol fynd heibio i du blaen y Clarence, caf fy llygad-dynnu uwch pennau'r dorf at ddau ffigwr bychan sy'n sefyll ar y balconi i wylio'r dorf. Does dim posib yn y byd, wrth gwrs, imi wybod pwy yw'r ddau anhysbys hyn; ac nid criw o feirdd ifainc heb lawer o arian fyddai â sedd orau'r tŷ i wylio'r pasiant yn hwylio heibio, mae'n siŵr. Ond mi hoffwn fynd yno, dod o hyd i Albert, Prosser a John lle bynnag y bônt, a chlustfeinio ar eu sgwrs.

Wrth geisio dychmygu Prosser yn hen, rydw i'n meddwl am ei ddau gyfaill o'r dyddiau hynny; un ymhen amser yn gonglfaen pendifaddau'r Orsedd ac yn un o geidwaid llymaf pyrth llenyddiaeth a drama Gymraeg, a'r llall yn sefyll fel ymgeisydd Seneddol i'r Toriaid yn Ynys Môn ar dri achlysur – ym 1964, 1966 a 1970. Efallai bod rhywbeth i'w ddweud dros farw'n ifanc, yn ddi-OBE a chyda mymryn o'r hen wrthryfel yn dal i ganu yn y gwaed.

Ni ddeuthum i Bont-y-pŵl i chwilio am Prosser. Er mai yma y daeth ei awr fawr, nid oes rhagor yn stori ei fywyd i'w glymu yma. Ond bu'n werthfawr yr un fath, a hynny'n rhannol oherwydd mor llethol ei absenoldeb, fel absenoldeb yr holl eisteddfodwyr eraill a laniodd yma yn Awst 1924. Yn rhannu bwrdd hefo fi yn y stafell ddarllen yn Amgueddfa Torfaen mae'r hanesydd lleol Mike Buckingham, wedi'i amgylchynu â phapurau'r bardd Myfanwy Haycock wrth iddo baratoi ei gyfrol amdani. 'There's just so much to go through!' medd, ei lygaid yn pefrio â chyffro'r darganfyddiadau newydd. Ydi, mae Myfanwy ym mhobman yma – dof wyneb yn wyneb â cherflun ohoni wrth fynedfa'r parc, ac mae arddangosfa amdani yn ffenest flaen siop y cyngor tref. Mae cerflun Chris Wood hefyd yn fan cychwyn y *Myfanwy Trail*, sydd ar gael i'w lawrlwytho fel ap.

Mae hynny o ddehongli sydd am Eisteddfod Genedlaethol 1924 wedi'i gyfyngu i sylw byr am y ffaith bod y brifwyl wedi ymweld yn y flwyddyn honno, a rhywfaint o wybodaeth am symbolaeth a seremonïaeth yr Orsedd gerllaw'r cylch cerrig sy'n dal i sefyll ym mhen ucha'r parc. Os yw Prosser wedi profi adfywiad yn nychymyg y byd llenyddol Cymraeg, mentraf mai prin yw'r wybodaeth am herfeiddiwch ei gamp yma ar faes y fuddugoliaeth. Fel petai'n cadarnhau fy amheuon, trof y ffeil archifol drosodd a chanfod yn y cefn lun o gast pantomeim cymunedol, wedi'i gambriodoli fel ffotograff o Orsedd Beirdd Ynys Prydain. Maddeuaf y camgymeriad am y wên a gododd, ac yn lle cywiro, fe'i gadawaf yno fel y mae i atgoffa'r ymchwilydd nesaf ddaw ar ei draws i beidio â chymryd ei hun ormod o ddifri, chwaith.

Rydw i'n sôn wrth Morgan Owen, yr ysgrifwr a'r bardd o Ferthyr, am yr hyn a'm trawodd. Mae'n uniaethu â'r hyn a ddisgrifiaf yn ei decst sy'n glanio wrth imi setlo'n anfoddog ar bastai o Gregg's i ginio: 'Mae 'na lawer iawn o hanes y Gymraeg yn yr agored amlwg yn y Cymoedd a'r rhannau hynny sydd am y ffin â'r Cymoedd, ond braidd ddim dehongli, fel petai'n anweledig.' Ym 1924 byddai mwyafrif y bobl oedd dros eu deg ar hugain yn siarad Cymraeg, a llawer iawn hefyd o'r rhai iau; ac wedi heidio i'r Eisteddfod. Wrth bwyso yn erbyn gwastadedd oer y Maen Llog cennog yn nes ymlaen, rydw i'n meddwl am yr Eisteddfod Genedlaethol sydd ar y gorwel ym mharc trefol cwm arall rhyw ugain milltir o'r man hwn, ganrif union yn ddiweddarach.

Cyhoeddodd bardd lleol o Bontnewynydd benillion yn Saesneg i gyfarch Parc Pont-y-pŵl fel cofrodd i Eisteddfod Genedlaethol 1924. Aeth ar gais Elfed i roi pwt o ragair, a chafodd un pragmatig ganddo; syml a chartrefol oedd y penillion, meddai, 'and will give innocent pleasure to many':

> Here great people will foregather,
> Men of wisdom and of wit,

Mingle with the upper classes
And the workers from the pit.
Bards of Wales will here assemble
Who have written many tales
In their own poetic language
Of the wond'rous Land of Wales.

Er mai prin y gellid dweud fod llawer o raen llenyddol i linellau Mr Clark, maent yn mynegi'r hyn a olygai'r cyfle hwn i westeio eisteddfod genedlaethol yn yr ardal; yr elfen yna o niwlo ffiniau dosbarth cymdeithasol, a'r modd yr edrychid i fyny yn ddelwaddolgar bron at y Beirdd a gyfansoddai yn y Gymraeg hyd yn oed gan y rhai na ddefnyddient mohoni eu hunain.

Dywedodd yr AS lleol Heledd Fychan ar ddydd Gŵyl Dewi fod yn rhaid sicrhau eisteddfod fforddiadwy. Ac mewn *vox-pop* ar strydoedd Pontypridd, dyna breswylydd lleol, Jean Bennett, yn gofyn 'pam nagy'n nhw'n cynnal e yng Nghaerdydd?' Erbyn canol Mawrth, cafwyd cyhoeddiad y byddai hyd at 18,400 o breswylwyr lleol yn gallu manteisio ar gynllun i gynnig tocynnau am ddim i'r Brifwyl, gyda Llywodraeth Cymru yn cyfrannu dros chwarter miliwn o bunnoedd tuag at fynediad a thalebau bwyd i deuluoedd ac unigolion ar incwm isel. Roedd rhamant yn syniad y bardd o Bontnewynydd fod yr Eisteddfod Genedlaethol fel gwastadydd mawr, lle gallai'r sgweier a'r glöwr gydgerdded fraich ym mraich am wythnos fach. Mae Pontypridd yn gwarchod porth cymoedd Rhondda; ac i fyny'r lôn heddiw mae dros un ym mhob tri o blant yn byw mewn tlodi yn y blotyn tywyllaf ar fap moel yr ystadegau.

Crwydraf gorneli'r hen dref yn y gobaith o ddod o hyd i dafarn sydd ar agor, i gael llymaid cyn troi am Gaerdydd. Llusgaf fy sodlau mewn siop hen bethau ac yn neuadd y farchnad. Yn lle codi peint, bodlonaf ar goffi mewn cwpan bapur o'r ganolfan hamdden, ac af am y trên.

Y CANIAD CYNTAF

Darllenwn, ac fe'n cyflwynir ar unwaith i lefarydd sy'n bwrw trem yn ôl ar ei ieuenctid. Synhwyrir fod yr atgofio hwn yn peri cryn wewyr iddo, ac yn codi llais o'i fewn sy'n mynnu ei geryddu pan fydd yn ildio i nwyd, temtasiwn a mympwy. Wrth i'r bardd gael ei feddiannu gan aroglau mwg mawn o rywle, caiff ei gludo yn ôl ar ei union i fwthyn gwyngalchog gyda stafelloedd cyfyng a hen gelfi; lle mae'r fagwraeth yn un gariadus ar aelwyd gynnes ond tlawd, waeth pa stormydd sy'n curo wrth y ddôr.

Ond o gael byw yn hŷn na'i blentyndod cynnar, a thyfu i oed gwell dealltwriaeth, mae'r llefarydd yn tystio i'r dedwyddwch hwnnw y tybiai ei fod rhwng ei rieni yn breuo ac yn dod i ben oherwydd grym Rhyw. Mae'n gweld, gyda braw, ei fam yn wylo a gorffwyllo yng nghartref ei fagwraeth am fod ei dad yn gwneud enw drwg iddo'i hun yn y gymdogaeth. Effeithia hyn yn sylweddol ar iechyd ei fam ond nid oedd yr un cystudd, medd, mor flin â hwnnw a achosodd iddi golli ei rhywioldeb a'i harddwch ei hun, tra oedd ei dad, yr un a'i rhoddodd yn y cyflwr hwnnw, yn dal i fod yn iach a gwaetdwym a dim ond serch arferiad yn eu cadw gyda'i gilydd yn eu priodas.

Mae hyn yn achosi i'r llefarydd amau'r llwon a dyngir o flaen Duw i gadw'n driw, pan nad yw pobl, fe ymddengys, yn deall hyd a lled eu nwydau rhywiol. Caiff ei arwain i gredu nad yw Cariad yn ddim mwy na Rhyw; rhywbeth i'w fwynhau yn ei flas cyn ei daflu ymaith, rhywbeth na ellir ei hualu gan gonfensiwn priodas. Ac mae'n cwestiynu'r rheolau tila y ceisia dyn eu defnyddio i ddofi'r greddfau hyn sy'n groes i synnwyr; eu chwalu oll a wnaeth Rhyw erioed, beth bynnag – mewn twrnamaint a sifalri canoloesol, ac yng ngwaith y beirdd. Grym yw hwn a lwyddodd i droi ymerodraethau balch yn llwch. Ac er bod Rhyw, meddai, yn fwy safadwy na'r mynyddoedd, y mae hefyd yn fwy oriog na phwff o awel. *Dilyn* mympwy Rhyw yw byw, penderfyna, nid gwthio yn ei erbyn.

Wfftio bellach y mae'r llefarydd at y rhai parchus hynny sy'n mynnu fod Cariad goruwch Chwant – beth, meddai, am y cartref a gerais sydd wedi'i ddryllio gan anallu'r ddau beth hynny i gyd-fod? Mae'n mynnu derbyn Cariad fel y mae, am fod ei gorff ifanc yn llawn greddfau chwantus. Bydd yn hela merched fel prae, yn meddwi ar nwyd, yn mynd allan i garu yng nghilfachau'r graig dan danau'r machludoedd, gyda'r lleuad a'r sêr yn gorfoleddu yng nghariad dau; ym mhoenau pleserus Rhyw.

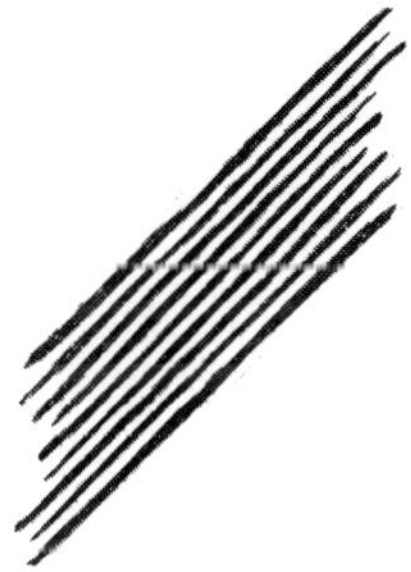

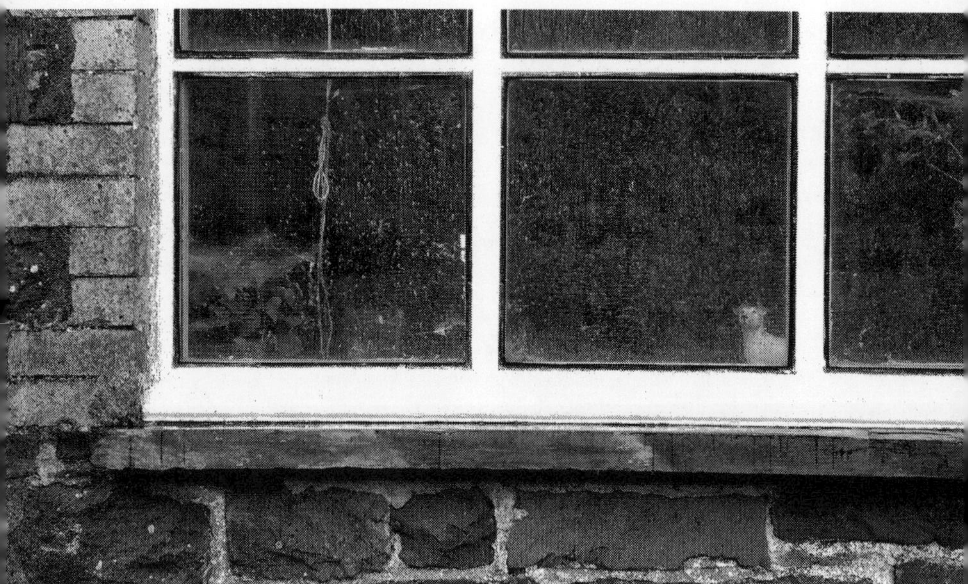

PENNOD 1

PENTREMYNYDD

Tua 1900, flwyddyn cyn geni Prosser Rhys, paentiodd yr arlunydd Awstriaidd Johann Hamza mewn olew ar fwrdd olygfa o efail gof. Mewn stafell dywyll mae dau ddyn, y ddau gyda'u morthwylion yn eu dwylo, yn plygu dros yr eingion er mwyn curo pedol eiriasgoch i'w siâp. O'u hamgylch ar y parwydydd mae geriach o bob math gan gynnwys rheseidiau o bedolau sy'n crogi ar estyll ac y tu draw iddynt, yn y gornel, mae'r tân sy'n galon y gwaith. Ar y lloriau mae rhagor o ddarnau amrywiol o fetel a phwced bren yn llawn dŵr, yn barod i oeri'r bedol. Golwg ddi-raen a budr sydd ar y lle, y lliwiau a'r gweadau eu hunain yn rhai sy'n gwneud i ni feddwl am waith caled, gwaith sy'n cymryd talpiau allan o'r sawl a'i gwna; a bron na ellir teimlo'r gwres yn codi o wyneb y paentiad, a gweld y dafnau chwys yn diferu o dalcenni'r ddau weithiwr.

Gof oedd tad Prosser wrth ei alwedigaeth, ac er mai gofaint diwylliant a gwlad wahanol sydd ym mhaentiad Hamza – er mai iaith wahanol sy'n gwreichioni rhwng cymeriadau'r llun – rydw i'n amau mai lle digon tebyg oedd gefail Dafydd Rees ym Mhentremynydd, lle symudodd gyda'i deulu tua'r union adeg yr oedd yr artist yn cymysgu'i baent. Yr un fath o ffedog ledr y byddai yntau wedi'i gwisgo wrth grymu dros ei waith, yr un sgidiau hoelion neu glocsiau am ei draed; yr un gwybod greddfol am wendid a chryfder yng ngwead metel, yr un ymdeimlad â cheffylau a'r un adnabyddiaeth o gymeriadau cefn gwlad a sut i'w trin. Yn y darlun hwn felly, fe gawn ryw gip ar amgylchiadau dyddiol bywyd gof Bethel, ac o'r math o loriau y bu'r Prosser ifanc yn chwarae ar eu hyd. Deuai Dafydd Rees o linach o ofaint, ac ymunodd â'i dad yn ifanc iawn i weithio'r fegin a byw o fore tan nos gyda chlindarddach y morthwylion ar y dur yn llenwi'i ben.

Dydw i ddim yn sylwi'n syth ar y nodyn sydd ar flaen y bocs o lythyrau. Wedyn y daw hynny, ar ôl pori am sbel a chyffroi, gan mor ddadlennol y cynnwys. Ni chaniateir, meddir yn y nodyn hwnnw, ffotocopïo na chyhoeddi na darlledu gwaith anghyhoeddedig gan Edward Prosser Rhys heb ganiatâd y teulu. Mae manylion y cyfreithiwr yno. Byddaf yn treulio wythnosau yn ceisio cael gafael ar y cyfreithiwr hwnnw, ac yn cael fy mhasio o gyfreithiwr i gyfreithiwr wedyn. Dof yn erbyn talcen caled mudandod. Daw ymateb ymhen hir a hwyr gan un ohonynt, yn nodi nad yw'n cynrychioli'r teulu bellach, gan fy nghyfeirio yn ôl i'r Llyfrgell Genedlaethol. Mewn sgyrsiau ag eraill, byddaf yn cael ar ddeall mai ofer, yn fwy na thebyg, yw parhau i wthio. A minnau wedi bod yn llawdrwm ar gofiant Prosser Rhys ar brydiau, byddaf yn dechrau datblygu dealltwriaeth newydd am y pethau amlwg nad yw'r gyfrol honno yn dweud mwy na gair wrth basio amdanynt.[1]

Yn ôl yn y stafell ddarllen, rhof fy mhen yn fy nwylo ac anobeithio; os na ddaw caniatâd, sut gallaf i fynd ati i ddadweindio 'Atgof' heb ddyfynnu o lythyrau, nodiadau a cherddi sydd heb eu cynnwys yng

---

[1] Fis Chwefror 2025, gyda'r gyfrol hon yn cael ei chwynnu a'i thwtio i'r wasg, rhoddaf un cynnig arall ar gysylltu, wedi cael cyfeiriad e-bost o'r diwedd ar gyfer y sawl sy'n cynghori a chynrychioli'r teulu mewn materion cyfreithiol erbyn hyn. Mynegaf berwyl fy ngwaith, a dymuniad i roi gwybod i deulu Prosser Rhys am y gwaith hwnnw. Caf ymateb yn addo pasio'r neges yn ei blaen.

ngwaith cyhoeddedig y bardd? Echel fy mhrosiect yw tyrchu i'r rhannau o fywyd personol Prosser all fwrw golau ar elfennau hunangofiannol posib yn y bryddest; a chwilota am gliwiau fydd yn fy ngalluogi i ddisgrifio'r broses a'r grefft o roi un o gerddi mwyaf ymfflamychol yr iaith at ei gilydd. Pa iws yr holl ddeunydd crai os nad oes modd ei gyfryngu? Tecstiaf ffrind o ganol fy nhrobwll, yn anhuawdl braidd rhwng y fflyd o sgrinluniau am faterion gwahanol sy'n ymwneud ag union ddiffiniad 'defnydd teg', hawl disgynyddion ar waith eu perthnasau, a 31 Rhagfyr 2039, sef y dyddiad pan fydd gweithiau ysgrifenedig, ffotograffau ac engrafiadau anghyhoeddedig gan awduron a fu farw cyn 1 Ionawr 1969 yn ymryddhau o afael olaf hawlfraint, os ydw i wedi deall yn iawn. *This exception particularly affects those wishing to quote from old letters and diaries*. Myfi yw *those*. Daw ymateb Grug ataf yn chwim, yn ei harddull nodweddiadol gryno a doeth:

falle fod bwlch yn fwy pwerus na'r gerdd ei hun, bron

Meddyliaf am yr hyn yr ydw i am geisio ei ddweud trwy'r weithred o ysgrifennu'r llyfr hwn. Ai ceisio creu cofiant diffiniadol ar destun bywyd a gyrfa Prosser Rhys yw'r nod? Yn sicr ddim. Ydi hon yn gyfrol academaidd? Na, nid academydd mohonof. Mae rhai cymhwysach na fi i lunio astudiaeth ysgolheigaidd bur. Byddai'n rhaid i astudiaeth felly dynhau ei hun am y ffeithiau cwbl hysbys; llaesu a llacio rhywfaint yw fy mwriad innau. Nid ffuglen hanesyddol mohono chwaith; mae popeth y bwriadaf ei gynnwys *wedi digwydd*. Rhaid mentro, a chynnig arddull sy'n goresgyn yr angen i ddyfynnu'n helaeth o bapurau anghyhoeddedig; cyfleu yn lle dangos, ailbobi, mynd at ysbryd yn hytrach na mynegiant y dweud. A'r bwlch yna, nid fel peth rhwystredig, rhyngof fi a'r hyn yr ydw i ar ei drywydd; ond y bwlch *fel rhan o'r stori*. Y bwlch fel arwydd o'r sensoriaeth a fu, ac o'r sensoriaeth sy'n parhau. A hwyrach, weithiau, y bydd chwarae ag amlygrwydd y gwagle hwnnw yn fodd o'i herio; o greu o'r newydd, hyd yn oed. Gofyn cwestiwn pellach, lle byddai ffeithiau moel yno i'w derbyn yn ddigwestiwn. *Dychmygu*, fel gweithred ddilys wrth ysgrifennu am ein hanes.

Cymerer, fel enghraifft, un gerdd anghyhoeddedig benodol sy'n llechu ar gefn tamaid o bapur mewn ffeil fanila, a honno mewn bocs cardfwrdd a gedwir ar silff rywle yn y *stacks* yng nghrombil ein Llyfrgell Genedlaethol. Mae yno, mae'n bod, mae ar gael. Gall unrhyw un a ddarlleno'r geiriau hyn roi'r llyfr i'r neilltu, neidio i gar neu ar fws, a chyn belled â'u bod wedi cyrraedd Penglais erbyn tua phedwar o'r gloch y pnawn 'ma, fan hwyraf – a bwrw nad ydi hi'n benwythnos – gallant wneud archeb ac o fewn llai nag awr roi llaw ar yr union sgrapyn papur hwnnw a'i ddarllen drostynt eu hunain. Dyma ddyfynnu pennill:

Dof at y gerdd hon a'i harwyddocâd mewn pennod wahanol; ond am y tro, ystyriwn rai pethau. Beth allai fod o fewn y llinellau hyn sydd mor ysgytwol, mor *beryglus*, nes bod yn rhaid eu cloi o'r golwg, a'u trin mor ofalus â hyn wrth geisio'u defnyddio? Beth yw'r cysylltiadau a wnawn yn ein meddyliau wrth weld blociau du bras yn sgrechian *redacted* dros ddarn o gelfyddyd? Ac a yw'r weithred o sensora yn gwneud i ni gymryd fod yr hyn sydd o'r golwg, o bosib, ddengwaith yn fwy dadleuol na'r gwir?

Ymhell, bell cyn unrhyw beth y mae'r papurau hynny yn debygol o fwrw golau arno, cyw bach y nyth yw Edward Prosser. Nid yn unig mai ef yw'r plentyn ieuengaf o'r saith ond yr ieuengaf gyda bwlch mawr rhyngddo ef a'r agosaf ato o ran oed – ei chwaer, Mary, sydd saith mlynedd yn hŷn. Mae ei frawd hynaf, David, erbyn dyfodiad y babi, eisoes wedi codi'i bac a gadael yr aelwyd gyda'i fryd ar y weinidogaeth, ac mae'r brawd nesaf, John, yn brentis saer er y bydd yntau, fel ei frawd, yn troi'i olygon tua chymoedd y De cyn bo hir iawn. Aelwyd ar wagio ydyw erbyn i'r bychan ddechrau cropian a cherdded, a chlymu'i dafod am ei eiriau cyntaf ym Mhentremynydd. Rhwng John a Mary mae'r tri arall – Jane (14), Tom (12), a William (9 oed). Mae'r plant hŷn yma'n clystyru'n nes o ran oed, a gellir eu dychmygu'n ymuno â'i gilydd yn eu hadloniant; unigach yw pethau i'r lleiaf un, a thybed nad yw maboed lle mae mwy o ddisgwyl arno i ddod o hyd i'w adloniant ei hun yn rhannol gyfrifol am ei droi'n feddyliwr dwys? Yn fardd, hyd yn oed.

Ni fûm erioed ar y Mynydd Bach cyn hyn.

Ymdrechais cyn gweld a theimlo'r lle, ei ddyfalu. Rhostir agored, cochlyd, brwynog; cellioedd o goed bythwyrdd yn torri o'r gwastadedd gan nodi, gan amlaf, fod anheddiad gerllaw, ac angen i'w warchod rhag gwaethaf y gwyntoedd. Yr arogl tamp a rennir gan unigedd a phydredd. Dim oll heb haen o fwsog yn bygwth ei lyncu. Diferu cyson. Rydw i'n nabod llefydd o'r fath yn iawn, ac felly y maen nhw o hyd yn fy meddwl i, ni waeth ar ba adeg o'r flwyddyn. Gan imi gael fy hun yn troi trwyn y car tua'r bryniau o Lanrhystud un bore yng nghanol Tachwedd, mae fy rhagdybiaethau yn syndod o agos ati. Aiff y lonydd yn gulach a'r gwrychoedd yn wylltach wrth imi ymbellhau o'r arfordir a'r briffordd tua'r de-orllewin.

Mae'n dawel ac yn swrth yn Nhrefenter, a sŵn dŵr yn rhywle'n gyson; o landar neu ffos neu nant. Aiff fan lyfrgell heibio, yr hysbysebion ar ei hochr yn anghydnaws-lachar yn erbyn lliwiau'r dydd; mae rhywun yn llusgo ci rhech am dro ac mae tri gweithiwr ar ben sgaffald yn fy ngwylio dros eu paneidiau wrth i mi fynd heibio. Mae fframiau ffenestri pydredig, y cen, a'r ffaith nad oes yr un fodfedd o baent yn edrych yn ffres yn awgrymu fod cynnal a chadw tŷ yma yn frwydr gyson â'r hinsawdd. Mae'r defaid i'w gweld yn hapus.

Crwydraf o'r groesffordd i gyfeiriad capel Bethel, sydd yn mynd â'i ben iddo ond bod pen ucha'r fynwent fechan yn awgrymu fod pobl yn dal i farw hyd yn oed os nad ydyn nhw'n dod i addoli. Stelciaf dan yr yw am sbel, gan chwilio am REES wedi'i naddu i wyneb carreg. Mae Jenkinsiaid a Benjaminiaid ac Evansiaid rif y dail crin, ond mae fy chwiliad i'n dychwelyd: *no results*. Dilyn fy nhrwyn ydw i, wrth gwrs, a doedd gen i ddim rheswm mwy na mympwy i feddwl y byddwn yn dod o hyd i aelodau'r teulu yma. Deallaf yn ddiweddarach mai ym mynwent Llangwyryfon y dylwn fod wedi chwilio amdanynt.

Dim ond rhyw ganllath o'r man lle safaf y mae Pentremynydd, lle magwyd Prosser, a lle roedd ei dad yn cadw'i efail; lle y cofia llefarydd 'Y Gôf' eistedd 'yn bedair oed ar lin hen gobliwr gwlad', yn gwrando, mae'n siŵr, ar bob math o hen straeon difyr. Rhedodd y bachgen ifanc ar hyd yr hen drac yma gannoedd ar gannoedd o weithiau, meddyliaf; a cheisiaf ei gonsurio yno, cyn i unrhyw afiechyd gael gafael yn ei esgyrn a'i lusgo i frwydr y byddai'n ymaflyd ynddi am weddill ei oes. Hwyrach mai yn ei gydchwarae â phlant eraill y fro y mae ar ei fwyaf dibryder yn blentyn. Dyma nhw'n dod rŵan – criw bychan ohonynt yn straffaglu trwy'r bore bach a'i drwch o eira, lampau'n pendilio a chydau'n eu dwylo, er mwyn curo ar ddrysau'r gymdogaeth a chroesawu 1911 â chalennig. Yn ôl traddodiad rhai o'r ardal, bydd y bachgen gwalltddu cyntaf i gyrraedd rhiniog y tŷ ar riniog y flwyddyn yn cael rhodd o arian, a lwc dda'n dilyn. Gyda'i fop tywyll, mae gan Edward Rees gymhelliant ychwanegol yn ei gamau cynnar-y-bore. Hwyrach fod y cyfeillion, wrth ddynesu at ddrws cymydog, yn seinio rhyw bennill bach fel hwn, sydd ar lafar gwlad yng Ngheredigion:

> Mi godais heddiw ma's o'm tŷ
> A'm cwd a'm pastwn gyda mi,
> A dyma'm neges ar eich traws,
> Sef llanw'm cwd â bara a chaws.

Tincial ceiniogau wedyn, gyda lwc; afalau neu fara a chaws. Gwên a chyfarchiad, curo traed yn yr oerfel cyn parhau ar eu taith, yn llinyn bach ar hyd y cefnffyrdd gwynion heibio i Droed-y-foel a Phenbryn-mawr; gwybod pa ddrysau i'w hosgoi a pha rai sy'n cynnig croeso. A'r wawr yn cychwyn torri'n borffor o rywle y tu draw i'r Mynydd Bach.

Ar eu ffordd tua Moriah, maen nhw'n pasio adeilad bychan yr ysgoldy, lle cânt eu haddysg. Ysgol Cofadail yw hon, wedi'i chodi yn y flwyddyn 1877. Fe'i bwriedid bryd hynny i hyd at 105 o blant, ond mae'n debyg fod llai na hanner hynny ar y llyfrau pan ddaw Prosser i ddysgu darllen a rhifo. Mae llun o fabolgampau olaf Ysgol Cofadail adeg y cau yn haf 1985 yn dangos mai ar lethrau'r Mynydd Bach y cynhelid y cystadlaethau, ymysg y brwyn a'r tameidiau o wlân a chachu defaid. Mae'r *vibe* yn un sydd wrth fodd fy nghalon, ond yn un anghynaladwy hefyd, mae'n rhaid.

M. D. Morgans yw enw'r athro mwyaf dylanwadol ar Prosser yn ystod ei gyfnod yng Nghofadail. Er bod Rhisiart Hincks yn awgrymu, oherwydd Seisnigrwydd y gyfundrefn, nad cyfnod cwbl fodlon oedd ei addysg gynnar, yn ei flwyddyn olaf cyn sefyll yr arholiad i sicrhau ei le yn yr ysgol sirol yn Aberystwyth caiff athro sy'n deffro ynddo ei gariad angerddol tuag at lenyddiaeth. Adeg ei farwolaeth annhymig ym 1916, yn bump ar hugain oed, mae Prosser yn ei alar yn canu cerdd er cof amdano, sy'n terfynu fel hyn:

> Llawn addysg oedd ei wersi cun, –
> Arabedd iach ei rin ymhleth,
> Am danynt mawr yw nyled i, –
> Rhan brawd wnaeth imi yn ddifeth.

Mae'r llinell olaf yn fy nharo ar fy nhalcen o feddwl am Prosser, yr ieuengaf ar aelwyd Pentremynydd, heb frodyr neu chwiorydd sydd tua'r un oed, yn canfod brawdoliaeth o fath yn y sawl sy'n agor y drws iddo ar y byd fydd yn ei feddiannu. Yr un clefyd sy'n lladd yr athro â hwnnw sydd eisoes yn dechrau cael ei afael yn esgyrn y disgybl, ac a fydd yn cwtogi ei gyfnod yn Ysgol Ardwyn, Aberystwyth, i chwe mis yn unig. Yn bedair ar ddeg oed, mae addysg ffurfiol gyflawn oes Prosser Rhys yn dod i ben.

Ond am y tro, dychwelwn at ddihidrwydd yr haid fechan o blant sy'n crwydro o dŷ i dŷ yn eira'r flwyddyn newydd; cânt fod yn blant eto, am ryw hyd. Ymlaen â nhw tua Moriah, lle mae dyrnaid arall o dai, a dyrneidiau bach o bethau da, mi obeithiwn, yn aros amdanynt.

Trof oddi wrth ffenestri trist y capel a'r adeiladau cysylltiedig, a mentro i gyfeiriad Pentremynydd. Rydw i'n ansicr o fy ffordd, a does dim llwybr cyhoeddus wedi'i nodi ar y map. Rhaid mynd heibio i gefn tŷ arall; mae hwnnw'n hanner adfeilio ond mae arwyddion bywyd yma ac acw hefyd; cadair blastig ac offer barbeciw yn erbyn y mur, ac yn drawiadol, pabi coch llachar o blastig cyfarwydd y Lleng Brydeinig – mewn potyn bach wrth y ffenest, heb arno ôl melynu golau'r haul o gwbl. Mae rhywrai yma, yn symud pethau, hyd yn oed os nad oes golwg felly ar y lle. Daw amheuaeth annifyr drosof fod rhywun yn fy ngwylio, a chwiliaf fy ngorwelion agos am arwyddion.

Caiff fy ngorbryder y gorau arnaf wrth sefyll yno yn y buarth diarffordd; y cytiau blêr, sgerbwd y garafán statig a'r cŵn anhysbys sy'n cadw sŵn o rywle yn fy nal i'r unfan. Gallaf weld to a simneiau Pentremynydd, ond gwn fy mod yn tresmasu. Fyddai hynny ddim yn fy rhwystro bob amser ond mae gormod o arwyddion *Cardi Noir* yma, a doedd cael fy mwrdro gan fugail ddim yn rhan o arfaeth y dydd. Diawliaf fy hun am fy llwfdra wrth ddychwelyd ar hyd y lôn tua'r groesffordd a'r dynion sy'n gweithio ar y sgaffald. Erbyn hynny, teimlaf ei bod yn rhy hwyr i droi yn fy ôl a mentro eto; rydw i wedi fy magu mewn cymuned amaethyddol, a gwn y bydd y negeseuon yn dechrau mynd ar led am ddyn anhysbys yn sgwlcian yn amheus mewn adwyon ffermydd cyn bo hir.

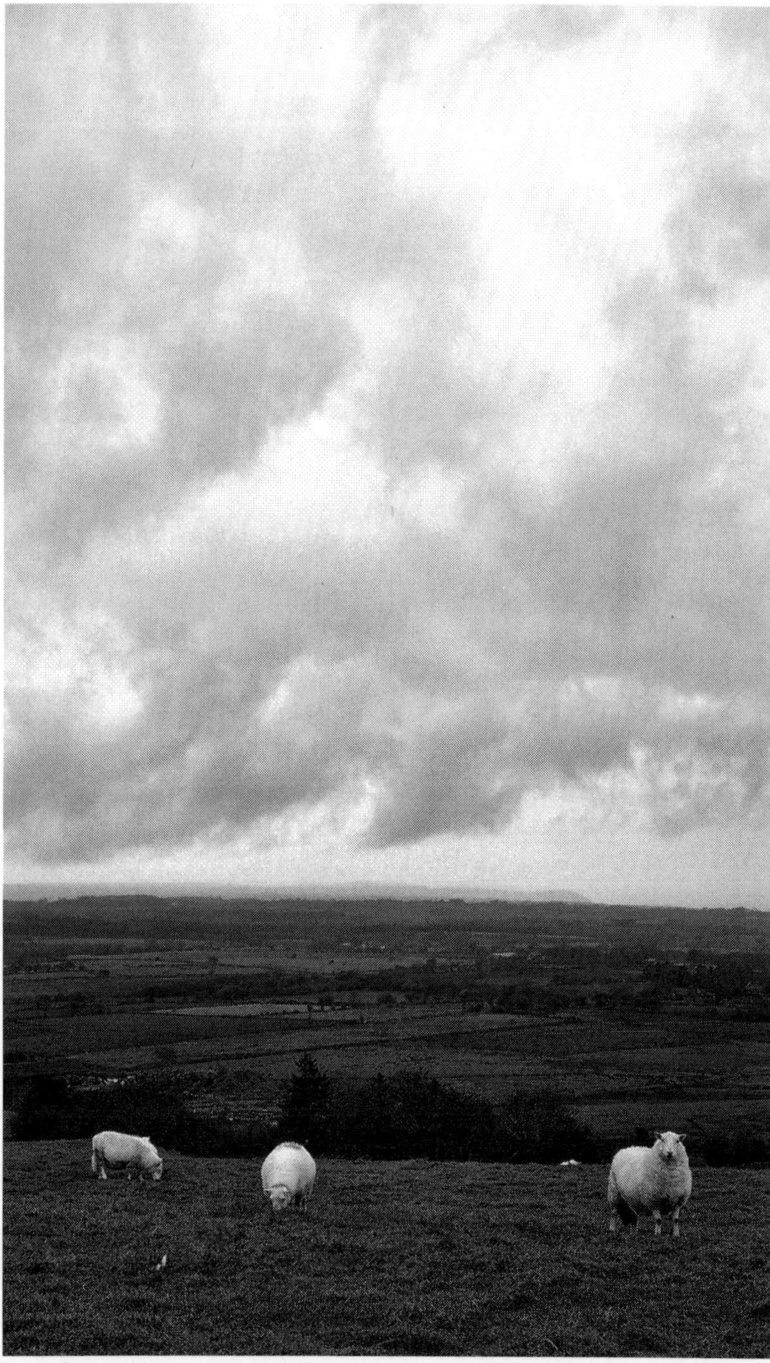

PENNOD 2

MWG MAWN

Yn haf 1951, dychwelodd yr awdur a'r cyfieithydd Gwyn Williams o'r Aifft i Gymru i dreulio'r gwyliau, gan gyrraedd cartref ei gyndeidiau a'i gartref ysbrydol ei hun yn llonyddwch Trefenter a'r Mynydd Bach.[2] Ymhen blynyddoedd, pan fyddai'n gadael ei waith dramor am y tro olaf, yn y man hwn y byddai'n rhoi ei bac i orffwys yn barhaol; ond yn ystod y saib fechan hafaidd yno ar ddechrau'r 1950au yr ysgrifennodd y dyddiadur a fyddai'n cael ei gyhoeddi adeg canmlwyddiant ei eni, gan groniclo tymor o fynd a dod pobl ac adar y mynydd, o blannu ac o gynaeafu, o hela, ac o gasglu mawn i'w losgi. Yn ôl Ymddiriedolaeth Natur De a Gorllewin

[2] 1904–90. Fe'i ganed ym Mhort Talbot; treuliodd amser maith yn y Dwyrain Canol fel darlithydd ym mhrifysgolion Alecsandria, Libya ac Istanbul. Cyhoeddodd sawl cyfrol ddylanwadol o gyfieithiadau Saesneg o farddoniaeth Gymraeg, ac roedd ei lyfrau taith yn cynnwys *Twrci a'i Phobl* (1975) yn y Gymraeg. Ymgartrefodd yn Nhrefenter wedi dychwelyd i Gymru, ac yno y bu nes symud ym mlynyddoedd olaf ei fywyd i Aberystwyth, lle y bu farw ym 1990.

Cymru, daeth yr arfer o dorri mawn ar lannau Llyn Eiddwen i ben ym 1963. Ond mae tystiolaeth Carwyn Graves, yn *Tir: The Story of the Welsh Landscape* (2024), yn awgrymu y medrai rhywun, o bosib, ddod o hyd i dân mawn yn ambell un o fythynnod y Mynydd Bach heddiw.

Mwg mawn yw'r arogl cyntaf allweddol hwnnw sy'n cyrraedd ffroenau'r bardd yng nghaniad cyntaf 'Atgof'. Fel blas y gacen *madeleine* wedi'i throchi mewn te blodau leim a ddefnyddir gan Marcel Proust i yrru llefarydd *À la recherche du temps perdu* yn ôl ar ei ben i dref ei faboed, y mwg mawn yw'r peth – dibwys yr olwg – sy'n datgloi'r cof anwirfoddol yn llanc ifanc 'Atgof', gan ei gludo ar ei union i fwthyn cyfyng ei fagwraeth gynnar. Byddai defnyddio'r ddyfais hon yng Nghymru'r 1920au wedi ennyn emosiynau ac atgofion gwahanol iawn yn narllenwyr barddoniaeth na phe byddai'n ysgrifennu heddiw. Sylweddolaf, er y gallaf gonsurio arogleuon pridd, gwair toredig a gwymon wrth fynd rhagof â chaniadau eraill y bryddest, nad oes gen i unrhyw brofiad o aroglau llosgi mawn; yr aroglau hynny a fyddai mor gyfarwydd ar un adeg. Mae'n anodd cysylltu â'r geiriau sy'n codi mewn disgrifiadau eraill – *thick*, *aromatic*, *mossy*, *smoky*; rhai yn awgrymu bacwn, eraill yn awgrymu rhwber. Mae ffrind a fu yn Iwerddon yn ddiweddar yn gyrru neges mewn ymateb i fy nghwestiwn am hyn, a derbyniaf ei gair: 'earthy, chwerw ... fatha peint o Guinness, besicli'.

Yng nghasgliad Amgueddfa Ceredigion, ceir ffotograff dan y teitl 'At dinner on Tregaron Bog'; ni allaf ddod o hyd i ddyddiad i'r llun, ond mentraf o'r gwisgoedd fy mod yn edrych ar olygfa o'r cyfnod Edwardaidd. O flaen pentwr oblong o frics mawn, mae criw o ddeg – dynion a menywod – yn eistedd i fwynhau cinio o'r basgedi a'r fflagonau sydd ar agor o'u blaenau. Mae ambell getyn wedi'i gynnau, y dynion yn eu brethyn a'r merched â golwg annisgwyl o grand arnyn nhw (wedi cael ar ddeall, hwyrach, fod ffotograffydd ar ei ffordd) gyda'u hetiau cantal llydan a chyfeintiau hael o lystyfiant toredig yn eu haddurno. Mae cors Caron yn ymestyn yn wastad i'r pellter, a gellir gweld creithiau'r torfeydd mawn yn rhesi ar ei hyd. Er bod y gwair cras a'r grug sy'n tyfu ym mlaendir y ffotograff yn rhoi rhyw gymaint o awgrym o fioamrywiaeth, y gwir amdani yw mai proses ddinistriol ac anadferadwy oedd tynnu'r mawn o'r bryniau. Tanwydd ffosil yw mawn, yn yr un modd ag olew neu lo – mae'n cymryd cyfnod annirnad o hir i ffurfio, ac mae'i losgi yn datgloi'r carbon niweidiol hwnnw a gasglwyd ac a gadwyd wrth i werth milenia o flodau, mwsog a phethau byw eraill farw a phydru i'r gors. Mae cors iach, meddai Carwyn Graves eto, yn rhoi bwyd a chartref i ferw o rywogaethau gwyllt – yn löynnod byw a gweision y neidr ac adar – chwilgyrn, gylfinod, hebogiaid. Diau mai da, felly, na allaf uniaethu ag union aroglau aelwydydd gwledig Ceredigion yn hanner cyntaf y ganrif ddiwethaf; rhwng trindod echdynnu, draenio a gorbori mae'r gwaith sy'n wynebu mudiadau cadwraethol wrth iddynt geisio adfer ffyniant y lleoliadau pwysig hyn yn sylweddol, ac yn boenus o araf.

Mewn erthygl yn *Y Traethodydd* ym 1977, aiff Gwyn Williams – ac yntau erbyn hynny, wrth gwrs, yn byw ymhlith pobl y Mynydd Bach oedd yn adnabod y teulu – ati i gynnig amddiffyniad o fagwraeth Prosser, a thad y bardd yn benodol, y tybia ef fod pobl yn ei gysylltu yn rhy agos â'r tad yn adran gyntaf 'Atgof'. 'Dyn mawr ei barch yn yr ardal oedd Dafydd Rees hyd ei ddiwedd', meddai mewn un llinell bigog, 'Y gŵr a ddisgrifir yn "Y Gôf" oedd, nid y tad a grybwyllir yn "Atgof"'. Dyma gyfryngu'n hyderus eirda cymuned gyfan am bersona cyhoeddus y gŵr hwn; anwybydded y mab sydd, mae'n siŵr, wedi dod dan ddylanwad gwael ei fam – 'yr esboniad lleol', medd Gwyn Williams, 'yw i agwedd ei fam effeithio ar y mab, agwedd nad oedd iddo wir sail'. Hyd yn oed pe byddem yn derbyn fod unrhyw 'wir sail' i'r hyn a glywodd Gwyn Williams ar lawr gwlad lleol, gall deubeth fod yn wir. Onid yw ein cymdeithas yn dangos dro ar ôl tro, hyd yn oed heddiw yn oes #MeToo, y gall unigolyn fod yn uchel ei barch yn yr ardal hyd yn oed â'i weithredoedd llai parchus yn gwbl hysbys i bawb?

Os y gŵr a ddisgrifir yn 'Y Gôf' yw tad Prosser, mae cysgod cymhleth Dafydd Rees hefyd yn llechu rhwng llinellau cerdd ddiweddarach, fwy cymysglyd o lawer. Dyma droi at 'Y Tloty' (1923), un arall o bryddestau eisteddfodol Prosser Rhys, y byddaf yn dod at ei hanes yn fanylach ym mhennod 7. Tynnodd 'Y Tloty' helbul mawr am ei phen oherwydd ei chyfeiriadau at grefyddwr â moesau llac, gyda'r awgrym fod yna rywrai a ddefnyddiai'u safiad mewn cymdeithas, a ffasâd parchusrwydd, er mwyn cam-drin eraill – merched ifanc yn achos y gerdd honno. Ac yntau ar erchwyn storm yr ymateb i'r gerdd yn y wasg, mae Prosser yn nodi mewn llythyr at Morris T. Williams ar 4 Mawrth 1923 y bydd Morris yn gwybod, yn deall, pam y mae wedi ysgrifennu'r pennill dadleuol hwnnw. Wrth ddarllen y llythyr, rhyfeddaf at gyflwr diogel, bregus Prosser wrth drafod yr hyn sydd yn nyfnder ei enaid â Morris. Mae Morris, meddai, yn gwybod am y profiad arteithiol hwnnw a gawsai ef oherwydd sefyllfa debyg i'r un y mae'n ei darlunio yn ei bennill. Wrth ymddiried y geiriau i'r papur teimlir ei fod yn agos at ddagrau, ac mae'r tanlinellu mynych fel pe'n chwyddo'r angerdd yn y geiriau; fel pe bai'r hyn sy'n gwasgu arno yn gwasgu drwyddo ac i flaen ei ysgrifbin. Hwyrach, dyweda, nad cyfiawn yw iddo feirniadu eglwys gyfan yn ôl yr hyn a ŵyr am ei dad ei hun ond os cyhuddir ef o fynd ar drywydd realaeth er mwyn ffasiwn farddol yr oes, mae'r cyhuddwyr ymhell o'u lle – gan fod realaeth lond ei fywyd. Mae'n boendod meddwl iddo fod rhai yn ei gyhuddo o fod yn elyn i Gymru dim ond am iddo ymgyrraedd at fynegi mewn geiriau ryw ran fach o'i brofiad cymhleth ei hun.

Wrth imi synfyfyrio dros y llith, mae geiriau amddiffynnol Gwyn Williams yn teimlo'n bell i ffwrdd, yn wag o ystyr; fel ymgais dila i ddargyfeirio rhyw lif dychrynllyd. Mae'n mynd â fi yn ôl at waith y bardd a'r ysgrifydd Isobel O'Hare, a'u hymatebion nhw i fudiad #MeToo ar ffurf cerddi dileu (*erasure*). Byddent yn cymryd datganiadau disylwedd yr enwogion oedd wedi'u cyhuddo o gamymddygiad rhywiol, ac yn mynd atynt gyda phìn ffelt du gan gadw rhai geiriau arwyddocaol yn y golwg.

Meddent wrth blatfform *Refinery29* yn 2017:

> The idea came from this feeling I've been sitting with (that a lot of us have been sitting with) of being triggered and overwhelmed by the constant barrage of new reports of abuse, which are heart-wrenching, followed by hollow PR statements from the accused that seem more self-pitying and deflective than remorseful.

Ac er fy mod wedi glân syrffedu ar weld pobl yn cyfateb pethau nad ydynt yn cyfateb er mwyn pwysleisio pwynt, gwelaf yr un fath o allwyro ar waith wrth i Gwyn Williams daro'n ôl ar yr awgrym fod elfennau hunangofiannol yn 'Atgof' ag a welaf yn y datganiadau yr aeth O'Hare â'r inc du atynt, gan rai fel Kevin Spacey a Harvey Weinstein. Mae Gwyn Williams yn ddigon hapus i fodloni ar 'Clywais stori' wrth fynd ati i adrodd hanesyn y disgwylir iddo'n hargyhoeddi o gymeriad hoffus Dafydd Rees, a phwysleisir y 'boddhad amlwg' a fynegodd pan enillodd ei fab y Goron Genedlaethol fel tystiolaeth nad ato ef y cyfeiria'r soned yn 'Atgof' fel un yn 'peri sôn amdano hyd y fro'. Nid yw'n poeni am bwyso ar 'yr esboniad lleol' drachefn wrth ddweud mai agwedd mam Prosser oedd wedi effeithio ar ei ganfyddiad o'i dad, 'agwedd nad oedd iddo wir sail'. Eironig ryfeddol yw'r modd y mae'r rheidrwydd i gael 'gwir sail' yn ymddangos yn fwyaf sydyn wrth ddod at bethau o'r cyfeiriad arall; arwydd nid yn unig o anwybodaeth Gwyn Williams am wironeddau manwl y sefyllfa, ond o'r modd y delir y fenyw yn y sefyllfa i safonau uwch na'i gŵr, a'i phortreadu – trwy'r awgrym fod ganddi safbwyntiau rhyfedd – fel rhywun meddyliol ansad allai fod yn ddylanwad negyddol, onid peryglus, ar ei mab. Ni chrybwyllir, wrth gwrs, yr holl bethau allai fod yn rhesymau i Elisabeth Rees ddatblygu ohoni'r agweddau honedig hynny yn y lle cyntaf, nac ychwaith beth fyddai gan Dafydd Rees i'w golli pe byddai wedi collfarnu ei fab am ennill Coron Pont-y-pŵl, a thynnu sylw at y posibilrwydd fod elfennau o'i gymeriad ef ei hun wedi bwydo'r tad yn y bryddest a gyfrannodd at weld 'Dedwyddwch, yn nyryswch Rhyw / yn nychu a darfod yn y cartref bach'.

Mae ysgrif Gwyn Williams yn fy ngwylltio erbyn hyn, ac felly af ati i sianelu Isobel O'Hare, a thywallt y du hael ar dudalen i ailddychmygu'r hyn sydd ganddo i'w ddweud.[3]

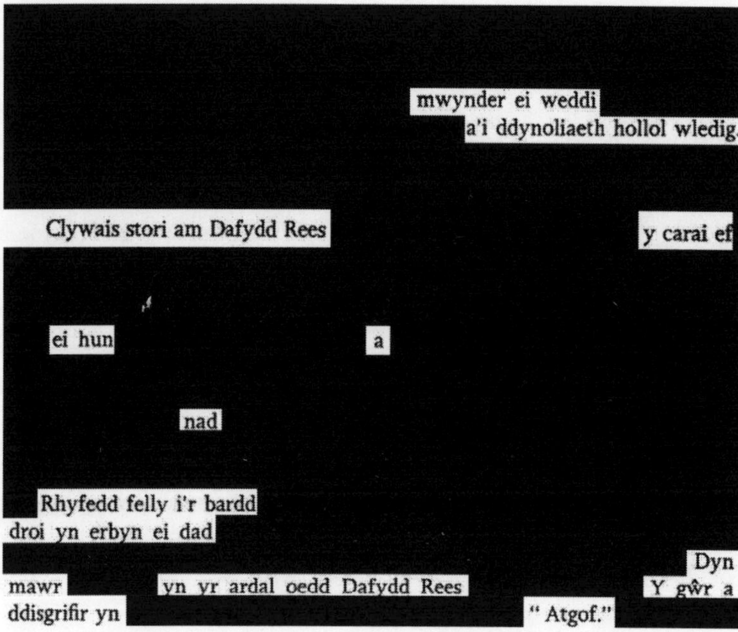
mwynder ei weddi
a'i ddynoliaeth hollol wledig.
Clywais stori am Dafydd Rees
y carai ef
ei hun
a
nad
Rhyfedd felly i'r bardd
droi yn erbyn ei dad
Dyn
mawr
yn yr ardal oedd Dafydd Rees
Y gŵr a
ddisgrifir yn
" Atgof."

Daw cyfrol ffeithiol-greadigol Gwyneth Lewis, *Nightshade Mother*, o'r wasg yn ystod yr hydref wrth imi ddirwyn y gwaith o ysgrifennu drafft cyntaf y gyfrol hon i ben. Ymdrin y mae â'i chamdriniaeth wrth law mam

---

[3] Hoffwn nodi fod y fandalwaith hwn yn seiliedig ar straeon a glywais innau, ac a ddarllenais mewn llythyrau, a bod diarddel y posibilrwydd fod Prosser Rhys, yn ifanc, wedi bod yn dyst i weithredoedd gan ei dad a effeithiodd mor ddwfn arno nes peri iddo ysgrifennu amdanynt yng ngherdd fwyaf ei fywyd, yn 'agwedd nad oes iddo wir sail'.

ormesol, lywodraethol, uchelgeisiol. Nid yw'r darllen yn hawdd; yn wir, mae'r weithred yn teimlo fel busnesu yn rhywle lle nad oes gen i hawl i fod. Gwingaf weithiau, yn llygad ei gonestrwydd. Wrth iddi drafod ei harddegau, a'r pwysau aruthrol gan ei rhieni i lwyddo ym mhob maes academaidd, mae'n dyfynnu'n helaeth o ddyddiaduron y cyfnod. Ac mae'n dweud fel hyn:

> I may well have thought that my diary was being read, even if it wasn't, so I hide it. Writing about Eryl, my tone is a grovelling appreciation that disguises fear.

Eryl yw mam Gwyneth, ac fe'i hadnabyddir yn ôl ei henw bedydd yn unig trwy gydol y gwaith; rhan o ymgais yr awdur i'w hystyried fel person, oddi allan i glymau teuluol.

A grovelling appreciation that disguises fear, meddai. Dyna roi enw, efallai, ar yr hyn a gawn gan Prosser yn 'Y Gôf', cerdd a ddrafftiwyd gyntaf yng Nghaernarfon yn niwedd 1920. Mae gwrthrych ei deyrnged yn fyw; mae'n dal i fod â pherthynas ag o. Nid yw honno'n berthynas anghariadus, sur, yn ôl pob golwg. Mae annibyniaeth yn dal yn beth newydd, y bardd yn canfod ei ffordd yn y byd ac nid yw ei lais creadigol eto wedi magu'r dewrder y down i'w adnabod maes o law. Pa ryfedd os yw'n melysu ymylon ei fywyd ei hun, fel y rhydd ei drwydded artistig hawl iddo i'w wneud? Nid yw'n gwneud yr un o'r ddau bortread yn annilys. Fe all popeth yn 'Y Gôf' fod yn wirionedd er hawlio fod elfennau hunangofiannol i'r portreadau a geir yn 'Y Tloty' ac 'Atgof'.

Mae hyn yn fy arwain i ystyried fy mherthnasau cymhleth fy hun, a pherthnasau dynion eraill o'm cwmpas â'u tadau. Rydym yn eu caru; eto i gyd, gyda bendith therapi gall rhai ohonom weld hefyd effaith rhai o'u gweithredoedd a'u hagweddau nhw ar rai o'n trafferthion ninnau gyda hunan-werth, cofleidio'n hunaniaeth a'r gallu hwnnw – oedd yn dalpiau gan Prosser – i enwi a chyfarch ein bregusder. Eto'r ddeuoliaeth hon y byddai mor anodd i rywun o'r tu allan i'r cylch teuluol ei hadnabod: sut y gall un dyn fod yn ddau? Sut y gall rhywun fod yn gorfforol bresennol, ac eto mor emosiynol absennol? Yn raddol hefyd y daw'r gallu i roi geiriau i'r fath brofiad, a'r hyder wedyn i roi'r geiriau hynny ar goedd. Ac o'm cymharu â Prosser, mae gen i haen ychwanegol o amddiffyniad os dewisaf wneud hynny, gan fy mod yn ysgrifennu mewn iaith wahanol i'r un y cefais fy magu ynddi.

Ystyriaf wrywdod rhai o'r gwŷr ifanc a dywalltai eu hangerdd i'w cerddi yn y degawd hwnnw: Cynan, y bu'n rhaid iddo fynd yn filwr yn erbyn pob argyhoeddiad, dysgu lladd a gweld yr erchyllterau hynny a ddisgrifia mor fyw yn 'Mab y Bwthyn'; Caradog Prichard yntau, wedi'i amgylchynu gan glogyn y galar am y tad na ddychwelodd o'r chwarel, a nychiad cyson iechyd meddwl ei fam hyd ei charchariad am oes yn ysbyty meddwl Dinbych. Roedd Dewi Emrys, âi i faes cad y ddalen brint yn erbyn Prosser am y cam tybiedig a gawsai ei bryddest ym Mhont-y-pŵl, yntau yn byw yng nghysgod diddarfod tad cymhleth a chaled ei blesio, y gwelai Dewi ei hun yn gyson ail orau iddo, fel dyn ac fel pregethwr. 'Toddi creigiau yr oedd fy nhad; eu hollti nhw rwy' i', meddai, gan gyfeirio at yr hagrwch a welai yn ei grefft bulpudaidd ei hun wrth ochr llifeiriant naturiol y Parchedig Thomas Emrys.

Ac ar hyd yr oesau, oni welir fod byd barddoniaeth, ac yn wir llenyddiaeth Gymraeg yn gyffredinol, yn chwaraele gwrywdod tocsig, rhywbeth sy'n groes i drafod pethau fel trawma, galar a bregusrwydd, drwyddi draw? Ers y rheiny a aeth Gatraeth, yn reddf gŵr i gyd er eu hoedran tyner; ers i Dafydd ymffrostio ym mhensythdra ei bawl. A pham, gofynnaf, fod Stafell Gynddylan yn dywyll heno? Pan ddaw'r breuder i'r wyneb, gwna hynny yn swigod bychain: Dafydd â'i gyfnodau o iselder dychrynllyd, dienw; Lewis Glyn Cothi yn canu o'r hollt yn ei galon wrth farwnadu Siôn y Glyn. Deffroir Guto'r Glyn ar ei wely claf gan gusan o wefusau abad mewn cerdd y dywedodd Dan Stevens mewn ysgrif yng nghylchgrawn *Y Stamp* fod 'sgrech y *closet* yn gryf ac yn glir' ynddi.

Mae amddiffynfa rhag y pethau peryglus hyn yn y canu am ryfel, dillad crand, a merched.

Ond yn fwyaf sydyn, dyma ni ar ddechrau'r 1920au yn cael rhai o'r ynysoedd hyn yn cyfarfod â'i gilydd ac yn bondio dros eu ffaeleddau, eu pechodau tybiedig a'u gwewyr, ac yn nyddu'r deunydd crai yn farddoniaeth ysblennydd. Dyma'u therapi nhw.

Rhwng caniad Pentremynydd a chaniad Morfa Du ym mywyd Prosser y mae'r ddarfodedigaeth y crybwyllwyd iddi dorri'i gyfnod yn Ysgol Ardwyn yn fyr yn ymosod arno. Ardal wleb, gorsiog yw'r Mynydd Bach; mae'r tai, ganrif yn ôl, yn dywyllach ac yn fwy tamp, ac mae bacteria'r dicáu yn ffynnu mewn amodau felly. Does fawr o gyfoeth na moethau; ac at ei gilydd mae'r teuluoedd yn fawr ac yn byw mewn cartrefi rhy fach. Yn yr ardal benodol hon, mae'r cyflwr yn endemig bron, a'r diagnosis gyfystyr â dedfryd i farwolaeth. Felly y creda Prosser ei hun, wrth adael Ceredigion am y tro cyntaf fis Awst 1915 a dilyn ei frodyr, David a John, i gymoedd glofaol de Cymru. Yn Nant-y-moel, caiff driniaeth arbenigol ddyddiol gan feddyg, i geisio mynd i'r afael â'r afiechyd; a bydd y newid yn yr aer yn llesol iddo hefyd, siawns.

Mae'n gwylio'r wlad yn newid wrth wibio heibio ar gledrau'r trên o Dregaron, y rhychau ynddi'n dyfnhau a dwyster yr aneddiadau yn cynyddu. Aiff y tyddynnod cyfarwydd yn feysydd diwydiant, a chyfnewidir seiniau arferol ei fagwraeth gefn gwlad am gerbydau, peiriannau, a goslef ddieithr y bobl o'i gwmpas. Ar feddwl yr hogyn pedair ar ddeg oed, sy'n hen tu hwnt i'w flynyddoedd, yn rhywle, mae'n siŵr, mae'r tebygrwydd byw na fydd yn dychwelyd i Drefenter ac aelwyd ei rieni eto. Er nad yw eto wedi cael archwiliad ffurfiol gan feddyg, gŵyr yn iawn yr hyn sydd arno, ac yn troi yn ei feddwl y mae penillion enwog y bardd Telynog,[4] a fu farw o'r ddarfodedigaeth yn bump ar hugain oed, yr

[4] Thomas Evans (1840-65).

un fath yn union â Mr Morgan, ei athro yng Nghofadail:

> Blodeuyn bach wyf fi mewn gardd,
> Yn araf, araf wywo;
> A'r blodeu eraill oll a chwardd
> Tra mi fy hun yn wylo:
> Pan dyr y wawr, bydd perlyn gwlith
> Ar ben pob un o'r blodau;
> A minnau'r eithriad yn eu plith,
> Ac eto'n fyw fel hwythau.

Flynyddoedd yn ddiweddarach, bydd Prosser yn dyfynnu o'r delyneg honno yn ei golofn yn *Y Faner*, 'Led-led Cymru', gan ddweud y gŵyr 'pob Cymro gweddol lengar a fu'n dioddef rhag y ddarfodigaeth am gyfaredd trist y gan [sic] honno'. Tua'r un adeg â'i darllen hi, rydw i'n twtio ysgrif sydd gen i ar y gweill ar gyfer cyfrol o waith gan sgwenwyr Byddar ac Anabl, yn ailddarganfod gwaith Siôn Wyn o Eifion, y bardd gorweddog o Chwilog; yn meddwl am y bobl sâl sy'n dod yn sgwenwyr, am harddwch salwch, weithiau, yn hynny o beth. Y nodweddion hynny sy'n cael eu mireinio o brofi afiechyd – sensitifrwydd, bregusder, empathi.

Dan adain warchodol ei frawd hŷn, caiff Prosser lety a chyflogaeth fel clerc yn y gwaith glo, a sylw dyddiol i'w gyflwr ym meddygfa pwll yr 'Ocean'. Er ei hiraeth, ac er y driniaeth ddychrynllyd o orfod cael amdorri mynegfys ei law chwith oherwydd ei gyflwr, mae'n teimlo'i hun yn cryfhau dan wyliadwraeth Dr Thomas, a chyn hir mae'r rhagolwg yn dda am gael dychwelyd i'w fro ei hun, ei thanau mawn a'i beirdd gwlad. Gartref yn Nhrefenter y'i cawn erbyn dechrau 1916, yn adfer yn araf deg dan ofal ei fam. Bydd y salwch yn ei ddilyn ar hyd ei oes, ac ni chaiff lonydd ganddo am yn hir. Hwyrach mai'r clwydo hwn sy'n ein harwain yn ôl at sylwadau Gwyn Williams am ddylanwad Elisabeth Rees ar ei mab, fel petai'n rhyw garcharor ganddi. Pan fo'r adwyth yn ei gaethiwo i'w wely, mae'n darllen yn awchus, a thrwy'i awydd am lyfrau y daw'n raddol yn rhan o gymuned lengar cefn gwlad; o'r llyfrau daw'r ysgrifennu, a thrwy'r llenydda, wrth ymgryfhau, y daw i ymwneud mwyfwy â'r rhwydwaith o eisteddfodau a chyfarfodydd llenyddol yn yr ardal. Yn lle'r addysg y bu'n rhaid iddo'i gadael, daw'n ddisgybl mewn ysgol wahanol, fwy goddefgar o lanw a thrai ei gorff a'i enaid ei hun. Caiff dalu'r addysg yn ei blaen hefyd, gan hyfforddi adroddwyr ifanc yr ardal ac arwain cyrddau plant; mae'n dechrau englyna i gyfarch camp a cholled, yn gyrru'i waith i golofnau barddol y papurau newydd ac yn mentro cystadlu yma ac acw. Gyda chymesuredd twt, wedi sawl ymgais agos-ati, mae'n ennill ei gadair farddol gyntaf yn Eisteddfod Capel MC Dinam, Nant-y-moel, dros gyfnod Nadolig 1917. Ar anterth y Rhyfel Mawr, testun ei bryddest fuddugol yw 'Heddwch'. Ap Nathan yw'r beirniad, ac mae gohebydd colofn 'Nodion o'r Deheudir' *Y Cymro* yn camenwi'r enillydd ifanc, anenwog, yn Mr Prosser Evans, 'yr hwn a gadeiriwyd mewn rhwysg yn ol yr [sic] ddefod arferol'.

A gwanwyn 1918 ar gerdded, mae'r teulu'n ailwreiddio, gan gertio'u heiddo o Bentremynydd, heibio i gapel Bethel ac ysgoldy Cofadail i dyddyn Morfa Du ym mhlwyf Moriah. Yma y bydd y prydyddlanc a'i egin addewid yn prifio yn newyddiadurwr ac yn fardd adnabyddus; ymhell o brentisiaeth gyfoes eisteddfodau'r Urdd, cyrsiau preswyl yng nghanolfan ysgrifennu Tŷ Newydd, a gwibgerddi'r cyfryngau cymdeithasol; ond gan ddal gafael ar yr un nodweddion yn union – cystadlu, creu cymuned a rhannu gwaith.

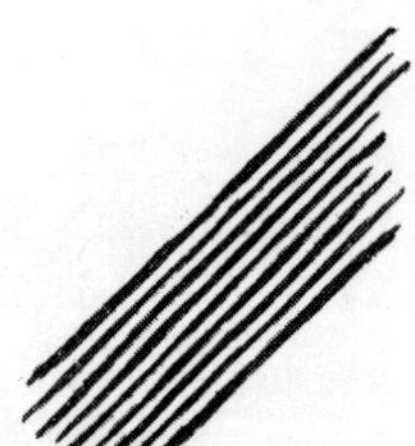

YR AIL GANIAD

Wrth i'r llanc ifanc fynd ar drywydd ei adduned newydd, daw'r llais i'w ganlyn eto, gan ei siarsio i ymbwyllo cyn pechu yn ei erbyn ei hun yn y fath fodd. Ond fe'i hanwybydda.

Mae aroglau'r pridd yn dwyn cyfnod o fercheta diffrwyn i gof y llefarydd. Bu ymddygiad ei dad, meddai, yn ddigon i droi ei fryd at Ryw, a charu gwyllt, dibryder. Trefna oed â merch o'r enw Mair, gan ei chyfarfod un noson wanwynol, tra bo'r aradwyr wrth eu gwaith yn troi pridd y meysydd. Dan ddail masarn, ac ar y mynydd agored, mae llawenydd Byw ym mhopeth wrth iddo ddynesu at y ferch sy'n disgwyl yn hanner anesmwyth amdano.

Eistedda'r ddau gariad ar lan llyn wrth i'r machlud ruddo'r awyr, ac mae'n gafael amdani, yn ei hannog i ymollwng. Mae'n syllu'n ddwfn i'w llygaid tywyll, yn ei chusanu'n angerddol, yn symud ei ddwylo dros ei chorff. Maent yn cysgu â'i gilydd, ond penllanw pleserus, bendigedig y weithred yw'r profiad mwyaf byrhoedlog a fu erioed. Mor sydyn y try'r melystra yn chwerwedd wrth i'r pâr ifanc gerdded adref yn fud a thrist, â'r hyn a wnaed yn annileadwy rhyngddynt.

Wrth i'r dymestl fewnol ruo, dymuniad dyfnaf y llanc yw iddo ef a Mair gael dychwelyd at gyfeillgarwch anghymhleth eu plentyndod, a gadael y grymoedd anwel sy'n eu llywio'n ddeunaw oed o'u hôl. Caent chwarae tŷ yng ngrug y mynydd a phadlo'n droednoeth ym masddwr y llyn, sglaffio llus neu gasglu blodau amryliw. O! am ddiniweidrwydd y dyddiau hynny, pan nad oedd Rhyw yn rhan o gylch eu hymwybod. Ac yntau wedi llwyr gredu am gyfnod mai ymroi i reddfau rhywiol oedd holl bwrpas Byw, dyma brofiad sy'n ei ddychryn, a thyngheda na fydd, bellach, yn ceisio merch yn gariad, nac yn sôn am Ryw. Creda bellach mai nam yng nghread y Ddaear yw Rhyw, a bod deniadau'r cnawd yn ddrwg i gyd, er ceisio gwau rhyw ramant amdano yn ei ddychymyg.

Cyfeillgarwch, meddai, yw'r hyn y bydd yn cysegru'i oes iddo rhagor, gan wthio unrhyw flysiau eraill o'r golwg, yn ddwfn i'w enaid. Er i'r llais ddod drachefn i'w rybuddio nad yw ceisio gostegu'i rywioldeb yn beth iach mae'n ei anwybyddu, eto.

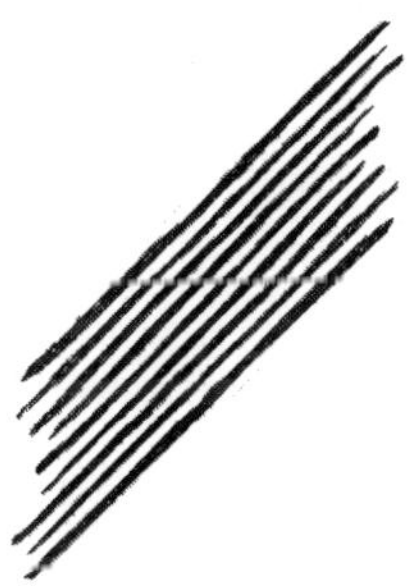

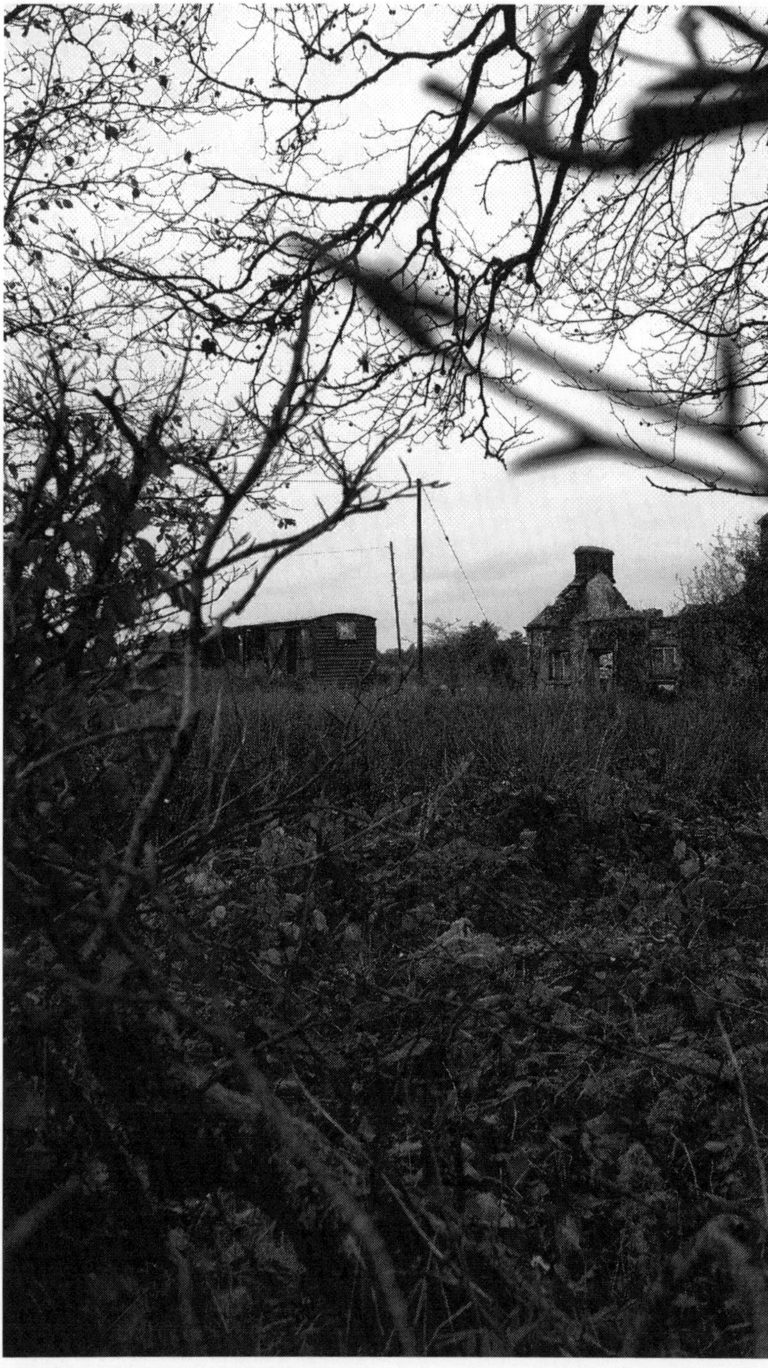

PENNOD 3

MORFA DU

Mae'r Mynydd Bach dan len o eira wrth i Euroswydd godi ei olygon ennyd o'i waith wrth y bwrdd. Paratoi ei golofn ar gyfer *Y Darian* y mae, ac mae'r nodiadau yn pentyrru blith draphlith wrth ei ymyl; yn y 'Chwaon' yr wythnos hon bydd ganddo englynion cydfuddugol a chanlyniadau o Eisteddfod Saron, Llanbadarn, llongyfarchion i J. H. Davies ar ei benodiad yn Brifathro Coleg y Brifysgol, Aberystwyth, a mân nodion eraill i gyfarch a choffáu, i ddathlu a dymuno gwellhad. Er nad yw ei golygydd ond deunaw oed, mae colofn Euroswydd, 'Chwaon o Geredigion', yn ymddangos yn ddieithriad bron ar dudalen flaen y papur, ac mae naws y papur bro cyfoes i'w sgwrsio am yr hyn a'r llall; hynodion a hanesion lleol, pytiau byrion o farddoniaeth ac ambell fyfyrdod disgrifiadol gloyw, fel hwnnw yn rhifyn 20 Tachwedd 1919 sy'n fy ngalluogi i fynd ar ysgafn droed drwy'r eira i gymryd cip dros ei ysgwydd wrth iddo gywain y deunydd ynghyd yng nghegin Morfa Du. Mae'i hiwmor a'i hyfdra yn byrlymu dan yr wyneb hefyd, sy'n codi'i ben yn ei ymdrechion i gadw Euroswydd a Proser (fel y sillafa ei enw canol yn y cyfnod hwn) ar wahân; nid yn unig y mae'n cyhoeddi rhai o'i gerddi byrion ei hun yma ac acw yn y golofn, ond mae'n cyfeirio ato'i hun yn y trydydd person o bryd i'w gilydd, wrth i'r colofnydd daro ar y bardd ifanc Proser Rhys yn Aberystwyth, neu ganmol ei stori fer dafodieithol ei hun, 'Trefor Wyn a Minnau', a gyhoeddwyd yn yr un papur.

Aeth eira'r buarth yn un â'r baw gyda mynd a dod y dydd; llanast o olion traed ceffylau a phobl ac ieir; y rheiny rŵan yn pigo wrth ddyrnaid hael o geirch a wasgarwyd o law Elisabeth Rees rhwng hel yr wyau a dod â'r fuwch frith i'w godro. Uwchlaw'r cyfan, ar y llethrau, mae'r gwynder yn dal yn newydd a llachar wrth iddi gychwyn nosi. Gwylia'r bardd rywun yn dringo ochr y grib, yn damaid o ddu ar y gefnlen wen. Un o'r bugeiliaid sydd yno, yn symud yn araf, gan dyllu i'r eira gyda'i ffon bob hyn a hyn.

Treuliodd ei bnawn yn dychwelyd at 'Eryri', T. H. Parry-Williams. Dyma'r awdl a enillodd i'r bardd o Ryd-ddu ei ail Gadair Genedlaethol, ail ran yr ail ddwbl, yn Eisteddfod Genedlaethol Bangor ym 1915. Daeth Parry-Williams yn eilun mawr i Prosser, ac mae eisoes wedi mynd i fymryn o ddŵr poeth yn ei golofn wrth gefnogi T. H. yn ystod helynt Cadair y Gymraeg ym Mhrifysgol Aberystwyth dros Timothy Lewis, ymgeisydd nad oedd mor gymwys ond, yn allweddol, yn gyn-filwr yn erbyn gwrthwynebydd cydwybodol. Caniad 'Y Lliw Gwyn' sy'n troi yn ei feddwl heddiw, am resymau amlwg, wrth iddo weld ei fyd dan eira. Er gwybod yn ymarferol effaith galed eira a rhew yn y gymdeithas amaethyddol hon, ni all beidio â theimlo ysbryd adnewyddol, rhamantaidd yn dod drosto wrth syllu ar 'hen ddiweirgan ddirgel' y rhyfeddod gwyn.

'Does the footpath go right through here?'

'It's meant to, but it doesn't. They built a shed on it.'

'Oh. A shed? OK ... I'm better off heading back to the road, then?'

'Yeah, you won't get through.'

Ydw i am sôn?

'By the way, do you know about the poet who used to live here?'

Wrth gwrs nad ydi hi. Mae'r ddynes druan yn dal i fod yn ei phyjamas a dyma ddieithryn braidd yn wyllt yr olwg yn dod drwy'r glaw i gnocio ar ei drws gan ddefnyddio holi am y llwybr cyhoeddus fel esgus, fe ymddengys, i ddechrau mwydro am feirdd. Mae rhywun arall yn hofran yn amheus yn y pasej y tu ôl iddi. Byddai'r bobl oedd yn byw yma o'r blaen wedi gwybod am y bardd ond mae'r rheiny wedi hen farw, meddai. Mentraf roi iddi ei enw; fydd neb gwaeth o hynny.

'Thanks. I'll Google him.'

Rydw i'n troi o'r hen le ar hyd y ffordd arw am y lôn i Rydfudr, wedi gwneud fy nghymwynas â llenyddiaeth y genedl am heddiw. Roeddwn i wedi hanner gobeithio y byddai'r sawl oedd wrth y drws yn deall Cymraeg, ac yn gwybod rhywbeth am eu rhagflaenydd ar yr aelwyd, a hwythau o fewn golwg i'w gofeb ar grib y Mynydd Bach. Efallai y byddai'r deiliaid dychmygol hyn wedi newid o'u dillad nos erbyn imi gyrraedd, ac wedi fy ngwahodd i mewn am baned wrth bentan Dafydd ac Elisabeth Rees.

Saif Morfa Du ar ganol y tir corsiog i'r de-orllewin o bentref Trefenter. Bu'n gartref i deulu Prosser o wanwyn 1918 ymlaen, ac fe'i gwelais gyntaf wedi'i hysbysebu ar wefan eiddo. Fe'i gwerthwyd i'r sawl oedd yn y pyjamas yn 2019; bryd hynny'n gasgliad pendramwnagl braidd o adeiladau cerrig a rhai sinc rhydlyd, gyda mwy nag un tŷ o fewn terfynau'r eiddo a'r cyfan wrthi'n dadfeilio'n araf. Roedd llenni les yn ffenestri un o'r tai; dychmygwn y llwydni'n codi'n frychni drostynt. Dim ffotograffau o'r tu mewn; arwydd, mae'n siŵr gen i, o'u cyflwr. Caf fy nenu at y math hwn o furdduno, waeth i mi gyfaddef; fel y cymerir y man lle bu gwres aelwyd yn ôl fesul tafell o bridd, fesul pwys o redyn. Mae urddas yn y gadael fynd.

Wrth ddiflannu i dwll diwaelod y rhyngrwyd, dyma daro ar wefan y ffotograffydd Paul White, y mae ei gamera astud yn dogfennu, fesul carreg, ddirywiad hen dai a ffermydd yng nghefn gwlad Ceredigion a'r siroedd cyffiniol. Mae rhywbeth am ei waith sy'n gyrru ias nid annifyr, yn cyflymu'r galon. Treuliaf awr neu ddwy yn llithro i fyd ei lens; yn gloddesta ar doeau sinc rhydlyd, distiau sgerbydaidd a darnau o hen beiriannau. Melin ger Talybont, ei tho yn iawn, hyd yma; y sgeiniau gwlân lliwgar yn aros ar eu silffoedd, rhag ofn i ryw ysbryd o grefftwr ddod i ailgydio yn yr hen fframiau gwehyddu a chychwyn ar ei waith. Ym Mhen-banc, Swyddffynnon, braw wedyn wrth i'r llun ymddangos yn ddirybudd o'm blaen: dafad farw, heb fod yno ers hir. Wedi crwydro neu lusgo'i hun, mae'n siŵr, i gysgod adfail i farw; neu wedi mynd yn sownd, a marw'r un fath. Ceudyllau yn lle llygaid; crachen ddu dros hanner ei chorff yn tystio i weithgarwch cynrhon dan yr wyneb; gallaf arogli'r ddelwedd. Yn ffermdy Pebyll, Llanddewibrefi, mae cynnwys y ddresel fawr dywyll wedi'i sbydu ar hyd y lloriau; yn Nhŷ Newydd, Llanddeiniol, sgerbwd ffesant; ac yn y Byrgwm Isaf, Alltwalis – corff sgwarnog, un llygad yn dal i fod ganddi, fel marblen wydr yn adlewyrchu'r twll yn y to. Yn rhai o'r tai, sylwaf ar bethau sy'n awgrymu y bu rhywrai yma ers dechrau'r dadfeilio; potel wisgi fwy newydd na'r rhan fwyaf o'r creiriau yn dynodi arhosfan ddiogel i rywun, saib rhag y gwynt i gerddwr lluddiedig neu fan cwrdd cudd i ddau gariad ifanc. Stwmp cannwyll neu becyn creision; sach gysgu weithiau neu arwydd fod rhyw ddodrefnyn neu'i gilydd wedi'i symud – yr un gadair sydd wedi goroesi gyda'i phedair coes wedi'i llusgo i gornel lle mae olion tân diweddar.

Ymhlith yr hanner adeiladau hyn mae rhai, wrth gwrs, y byddai'r Prosser ifanc wedi'u hadnabod nhw a'u preswylwyr yn dda. Caf ar ddeall heddiw fod y lle ar werth eto, wedi'i sbriwsio'n sylweddol ers y lluniau hynny o bum mlynedd yn ôl, a'r pris yn cadarnhau hynny. Un o'r ychwanegiadau a fyddai wedi plesio Prosser hoff-o-gathod yw'r catfflap yn y drws anghyfarwydd o goch. Af o chwilfrydedd i'r dudalen ar wefan Rightmove, lle mae'r *historic 34 acre smallholding* wedi'i hysbysebu, a darllen brawddegau sy'n colli'u hystyr rhwng sgrin ac ymennydd: *ideal for those seeking a change of pace and life / a great character smallholding / strategically positioned / must be viewed to be appreciated.* O fwy o ddiddordeb imi mae'r lluniau cyfredol o'r tu mewn i ffermdy Morfa Du, a gallaf gredu gan sensitifrwydd y gwaith adfer mwyaf diweddar, fy mod yn edrych ar nodweddion o fewn y stafelloedd y byddai Prosser wedi eu hadnabod: y popty bara ar ochr dde'r lle tân; y distiau trymion, tywyll; y teils chwarel coch a du ar y llawr, o bosib; y llofftydd cyfyng a'u parwydydd coed panelog.

Dringaf yn f'ôl dros y giât. Yma wrth geg lôn Morfa Du, lle mae bwthyn heb do ac ambell gerbyd rhydlyd yn codi o'r brwyn, a ffermwr yn sbio arnaf i'n amheus wrth iddo roi clep i ddrws ei Land Rover, tamaid o gortyn bêl oren yn cyhwfan o'i ôl; yma, rydw i bron â bod yn y canol union rhwng Llanrhystud ger y môr yn y gorllewin a Blaenpennal, i'r dwyrain o Lyn Eiddwen a'r Mynydd Bach. A dyma rywun, rŵan, yn dod ar hyd y ffordd o gyfeiriad Rhydroser. Hwyrach iddo gael pàs ar gyfer rhywfaint o'r daith yng ngherbyd rhywun. Wedi dod yr holl ffordd o Lanrhystud y mae, lle mae'r cartref teuluol. Mae'n sionc ei gamau ac yn fachgennaidd ei olwg; tuag un ar bymtheg, ddwy ar bymtheg oed, mae'n siŵr. J. M. sydd yno, penillion yn ei boced a rhagor yn ei ben.

Yng nghapel Moriah, sydd â'i do'n codi drwy felyn llachar dail ffawydd o 'mlaen, y cafodd J. M. Edwards ei gip cyntaf ar Prosser, oedd tuag un ar bymtheg oed ar y pryd ac yn cymryd rhan mewn cyfarfod i groesawu un o'r bechgyn lleol yn ôl o'r fyddin yn niwedd 1917. Mae'n amlwg i'r ennyd honno greu cryn argraff ym meddwl y bardd iau, ac fe'i disgrifia ymhen blynyddoedd yn ei ragair i *Cerddi Prosser Rhys*, y detholiad a olygwyd ganddo ym 1950:

> Ni chofiaf fawr a ddigwyddodd yn y cyfarfod hwnnw, oherwydd rhyngof a'r cyfan erys o hyd yr olwg gyntaf honno a gefais arno. Ei wyneb llyfngroen, bachgennaidd a tharawiadol, a hwnnw'n grwn a gwelw o dan gnwd o wallt gloywddu, – du iawn, a'r sbectol rimyn-melyn honno yn bachu am ei drwyn. Adroddodd ei ddarn, ac ar y diwedd llithrodd allan i'r nos drwy ganol y dorf gan godi coler ei gôt fawr ...

Hyd yn oed yn yr iengoed hwn, mae sôn fod *golwg* bardd ar Prosser Rhys, beth bynnag yw hwnnw. Gwelwder, sbectol a *mystique*, mae'n rhaid. Mae gweddeidd-dra Prosser yn codi'n gyson yn yr atgofion amdano; ei wallt tywyll a'i wefusau llawn, y llygaid treiddgar a'r 'wên ardderchog' a farwnadir ryw ddydd gan T. Gwynn Jones.[5] Ymhen rhyw ddwy flynedd wedi'r cyfarfyddiad unffordd hwn lle roedd y bardd hŷn yn anymwybodol o'i edmygydd bach yng nghefn y stafell, mae eu llwybrau'n croesi'n iawn mewn eisteddfod leol yn Llan-non. Ac o'r sgwrs honno, gyda J. M. yn dadfasgio Prosser fel Euroswydd o'r *Darian*, y tyf cyfeillgarwch rhwng y beirdd. Dyma sy'n gosod J. M. ar y ffordd gefn o 'mlaen, gyda chanrif a phum mlynedd a stribedyn o darmac rhyngom.

O'r cyfeiriad arall, daw gŵr mwy gwladaidd yn ei ddillad ac yng nghroen ei wyneb i fyny o'r pant; Ben Hopkins o fferm y Triael ym Mlaenpennal yw hwn, wedi brysio'r olaf o'i ddyletswyddau amaethyddol er mwyn dod dros y mynydd i Forfa Du, lle mae croeso'n disgwyl wrth y tân mawn a brigau; sgwrs, soned, smôc, ac amser yn camu'n ôl o glydwch y seiat. O'u cwmpas, daw beirdd y cerddi a drafodant i gadw'r oed; o bryddestwyr ac awdlwyr y Genedlaethol i feirdd gwlad y mynydd-dir o'u cwmpas; ac o fawrion eu llenyddiaeth eu hunain i Lawrence, Keats, Housman a Masefield.

Dychmygaf y noson honno o Fehefin, a'r tri yn crwydro ymylon y gors yn Nhrefenter, plu'r gweunydd ar ddawns a blodau'r meysydd yn eu gogoniant; gwawl bodlon ar bopeth, a Prosser yn mynd i'w boced am ei gopi o gyfrol A. E. Housman, *A Shropshire Lad*. J. M. a B. T. yn dal ar bob gair soniarus o'i enau wrth iddo fynd drwyddi, gerdd ar ôl cerdd ar ôl cerdd:

---

[5] 'Y Wên', cerdd a gyhoeddwyd gyntaf yn *Y Faner* ar 14 Chwefror 1945, yr wythnos yn dilyn marwolaeth Prosser.

Oh see how thick the goldcup flowers
  Are lying in field and lane,
With dandelions to tell the hours
  That never are told again.
Oh may I squire you around the meads
  And pick you posies gay?
-'Twill do no harm to take my arm.
  "You may, young man, you may."

Go brin fod copi Prosser o'r *Shropshire Lad*, wedi'r bodio mynych a'r mynd ag o allan i'r gors, yn edrych fel f'un i. Fe dalais fwy am hwnnw nag y byddwn i'n ystyried ei roi am lyfr ail law gan amlaf, ond harddbeth ydyw. Argraffiad y Folio Society, Llundain 1986; a'r arwydd sicr hwnnw o safon y diwyg, sef nodyn oddi mewn i'r wynebddalen yn rhoi enw'r teip, y math o bapur, a'r lliain penodol a ddefnyddiwyd yn y rhwymiad. Fe'i cefais yn un o drysorfeydd llyfrau niferus y Gelli Gandryll, un o drefi'r ffin rhwng Cymru a Lloegr fel Clun, sydd rhyw ddeng milltir ar hugain i'r gogledd o'r Gelli ac yn rhan o fyd hanner breuddwydiol y llefnyn o Swydd Amwythig.

Cyfrol neilltuol boblogaidd oedd *A Shropshire Lad*, er y cawsai'r awdur drafferth i gyhoeddi'r cerddi ar y dechrau, gan fynd ar ei liwt ei hun i sicrhau'r argraffiad cyntaf ym 1896. Erbyn Rhyfel y Boer a'r Rhyfel Mawr, roedd y casgliad ym mhocedi milwyr byddin Prydain ar ymgyrchoedd i bedwar cwr, miloedd ar filoedd o gopïau yn gwerthu'n flynyddol, ac argraffiadau newydd rif y gwlith yn iro peiriannau argraffdai ym Mhrydain ac yng Ngogledd America. Pan oedd yn fyfyriwr yn Rhydychen, disgynnodd Housman mewn cariad â Moses Jackson, un o'i gyfoedion. Cariad uncyfeiriad oedd hwn, ac yn gariad at ddyn oedd nid yn unig yn ei wrthod ond yn ôl pob golwg – a thuedd yr oes, mae'n wir – yn homoffobig iawn. Ni phriododd Housman ac ni chafodd garwriaethau hirhoedlog erioed: Jackson oedd ei gariad mawr. Cyfaddefodd hyn mewn ysgrif a adawyd ganddo i'w frawd, Laurence, gyda chyfarwyddyd i beidio â'i darllen am 25 mlynedd wedi ei farwolaeth. Eto i gyd, tenau yw'r llen sy'n ymgais i ddiogelu'r gyfrinach mewn cerddi fel 'To my Comrade' a 'Because I liked you better', a gyfansoddwyd ym 1922 pan oedd Moses Jackson ar ei wely angau.

Ac roedd ei ddychryn a'i ddicter yn amlwg mewn cerdd na chyhoeddwyd mohoni tan ar ôl ei farwolaeth, ond a luniwyd adeg erlyniad Oscar Wilde ym 1895; ei allu hefyd i ddychanu yn chwerw, a throi 'trosedd' honedig Wilde yn ffars – yn ddim llai o ffars na phe'i rhoddid dan glo oherwydd lliw ei wallt:

> Oh who is that young sinner with the handcuffs on his wrists?
> And what has he been after that they groan and shake their fists?
> And wherefore is he wearing such a conscience-stricken air?
> Oh they're taking him to prison for the colour of his hair.

Mae un sydd â'i fywyd yn rhychwantu bron yr un cyfnod yn union â Prosser yn nodi dylanwad cerddi Housman, mewn oed a chyfnod penodol. Dyma George Orwell yn ei ysgrif 'Inside the Whale', a gyhoeddwyd ym 1940:

> Among people who were adolescent in the years 1910-1925, Housman had an influence which was enormous and is now not at all easy to understand. In 1920, when I was about seventeen, I probably knew the whole of the Shropshire Lad by heart.

Mae Orwell yn disgrifio pesimistiaeth rywiol y bechgyn ifainc yng ngwaith Housman mewn termau tebyg iawn i ddisgrifiadau a welwn heddiw mewn perthynas â diwylliant *incel*; safbwyntiau sydd wedi'u trwytho mewn mysogynistiaeth eithriadol, lle gellir beio'r ferch 'anghyrraedd' am fethiant y bachgen i'w 'chael' – 'in his poems', meddai, 'the woman's point of view is not considered, she is merely the nymph, the siren, the treacherous half-human creature who leads you a little distance and then gives you the slip'. Does dim amheuaeth nad oedd Housman yn fysogynist. Roedd ganddo enw am ei anhoffter amlwg o ferched; roedd yn annifyr ac ar y gorau yn anghefnogol at fyfyrwyr benywaidd ei ddosbarthiadau yng Nghaergrawnt, a chasâi ymgyrchoedd y swffragetiaid i wella safiad menywod o fewn y gymdeithas.

Tua'r adeg y mae Housman yn rhoi trefn ar gasgliad newydd o'i gerddi – a fydd yn ymddangos ym 1922 dan deitl sy'n adlewyrchu canfyddiad y bardd o'i egni awenyddol ei hun, *Last Poems* – yw'r adeg y down ar draws Prosser a'i gyfeillion ar y Mynydd Bach yn meddwi'n dwll ar ei gerddi cynnar. Go brin fod eu meddyliau nhw ar yr islais annymunol yn agwedd Housman tuag at ferched, ac mae rhamant telynegol y cerddi hynny, eu gosodiad gwledig a'u dathliad o ieuenctid delfrydol, nwyd a serch yn gymysgfa gryfach nag unrhyw ddiod gadarn. Ymhen ychydig flynyddoedd, pan fydd Prosser yn cyhoeddi'r gyfrol *Gwaed Ifanc* gyda J. T. Jones, bydd rhai o'r cerddi'n teimlo fel eu bod yn yr un byd yn union â'r gyfrol honno:

> Lliwiau'r hwyr, hanner lloer wen, – awel lesg,
> Hwyl ŵyn, si gwenynen,
> A myfi heb gwmni Gwen
> Uwch llonyddwch Llyn Eiddwen.

Mae cyfrol Adam Nicolson, *The Making of Poetry*, yn mynd at ddechreuadau'r mudiad Rhamantaidd ym marddoniaeth Lloegr. Y tu hwnt i fraint amlwg yr awdur – sydd, mae'n rhaid imi gyfaddef, yn gorlifo o'r ysgrifennu weithiau ac yn achosi i mi fwrw'r llyfr o'r neilltu gan ddiffyg uniaethu – mae archwiliad diddorol o un flwyddyn seminal yn hanes llenyddiaeth, 1797-98, pryd y bu Samuel Taylor Coleridge a'r brawd a chwaer Dorothy a William Wordsworth yn byw yn gyfagos â'i gilydd gerllaw Bryniau Quantock yng Ngwlad yr Haf. Yn ystod y cyfnod hwn y plannwyd hadau 'Kubla Khan', *The Rime of the Ancient Mariner*, *Lyrical Ballads*, a gweithiau eraill o bwys. Diddorol, dywedaf, yn hytrach na threiddgar; mae diffygion i'r gyfrol – os archwilio beirdd Rhamantaidd, hwyrach nad oedd yn rhaid i'r awdur ramantu cymaint; ac nid yw ei ymdriniaeth â safiad Dorothy yng nghyd-destun 'bramant' enwog (os byrhoedlog) Wordsworth a Coleridge yn gwneud llawer i wrth-ddweud naratif treuliedig y fenyw yng nghysgod y dynion 'athrylithgar' o'i chwmpas. Er ei gwendidau, mae'n gyfrol sy'n rhoi llawer o syniadau imi am sut i fynd ati gyda hanes Prosser Rhys.

Yr hyn y mae'n ei ddangos yw sut y gall cydgyfarfyddiad rhwng eneidiau penodol mewn mannau daearyddol penodol dan yr amodau cywir droi'n rhywbeth chwedlonol bron, yn fwy na chyfanswm yr hyn y mae'r foment honno yn ei dal o ran cig a gwaed, ac fel y gall effeithio yn bellgyrhaeddol a throi yn arwyddocaol mewn blynyddoedd i ddod. Yn sicr, mae'r Mynydd Bach wrth i'r Rhyfel Mawr ddirwyn i ben yn gwch gwenyn o feirdd a llenorion. Dyna Isgarn, yr *OG*, yr un yn anad neb y gellir ei alw'n athro barddol i Prosser. Un o Drawsgoed, tua saith milltir o Drefenter dros rostir anghysbell canol Ceredigion, yw Richard Davies, neu Isgarn – bardd-amaethwr o'r iawn ryw, yn cysegru oes gyfan i fugeilio'r un llain o dir yng nghysgod y Garn Gron. Ef sy'n gyrru llyfrau i gyfeiriad Prosser wrth glywed amdano ar ei glaf-wely; gan gyflawni swyddogaeth ddigon tebyg i'r fan felen honno a'm cyfarchodd ar y lôn gefn yn Nhrefenter – rhoi deunydd darllen lle mae'n anodd cael ato. Mae hynny'n wir o ran amgylchiadau daearyddol Morfa Du, ond hefyd lle mae'r esgid yn gwasgu'n ariannol. Wedi darllen y llyfrau, caiff yn Isgarn rywun i drafod eu cynnwys ag o hefyd, ac un sy'n barod i estyn llaw arweiniol ym maes dyrys crefft farddol, a'r gynghanedd. Bydd Prosser yntau, yn ei dro, yn cofio'n hir am gymwynasau Isgarn, ac yn rhoi sylw i'w waith ac i'w lwyddiannau yn eisteddfodau bach y wlad pan gaiff ei golofn ei hun ar dudalennau'r *Darian*. Mae'u gohebiaeth yn fywiog ac yn afieithus, ac mae'n amlwg fod y naill yn parchu'r llall hyd yn oed wrth i amgylchiadau newid, a Prosser yn troi'i olygon tua phorfeydd brasach trefi Caernarfon ac Aberystwyth. Wrth Isgarn y mentra'r is-olygydd ifanc wyntyllu'i wir farn am awdl gadeiriol Meuryn yn Eisteddfod Genedlaethol Caernarfon 1921, pan fo'n rhaid iddo'i chlodfori ar goedd fel cyd-weithiwr y prifardd. Soniwyd eisoes am B. T. Hopkins ac am J. M. Edwards, cyd-seiadwyr y gegin; ac yn ymdroi mewn cylch llengar ehangach mae rhai fel Gwilym Ceri Jones, S. Gwilly Jones a Hywel Myrddin, a Dewi Morgan a ddaw, ymhen caniad neu ddau, yn gymeriad o bwys yn y stori hon. Mae Dewi a Prosser eisoes yn llythyru rhwng Aberystwyth a Morfa Du, ac fel arwydd o'r modd y mae barddoniaeth yn treiddio i bob cwr o'u bod, mae'n debyg fod llythyr yn cyrraedd y tyddyn ryw ben ym 1919 gyda chyfarchiad fel hwn i'r postmon ar flaen yr amlen:

At Prosser heb bryderu,
Ef a dynn i'r Morfadu;
Deg daith, cais weinidog da
Yr awen, ym Moriah;
Try i'w bau rhag stwr y byd, –
Llain ar rostir Llanrhystyd.

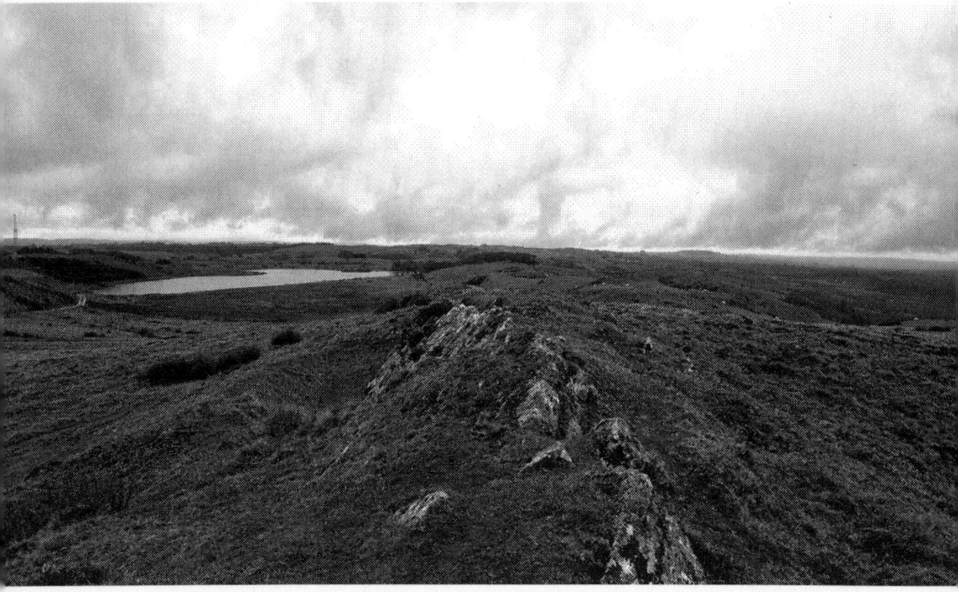

PENNOD 4

PRIDD

Soniwyd am un o'r trindodau ym mywyd Prosser Rhys wrth ei roi yn stafell flaen Morfa Du gyda'i gyfeillion, J. M. Edwards a B. T. Hopkins. Un o drindod ydyw eto yn 'Y Pechadur', soned rymus sy'n un o gerddi gorau cyfnod cynnar ei farddoniaeth; y gerdd y mae R. Williams Parry ac eraill yn ei galw'n uchafbwynt *Gwaed Ifanc*. Yn y soned honno fe ddarlunnir tri chyfaill yn eistedd o amgylch y tân ar noson Dachweddaidd, y tri wedi colli'r awydd i ddarllen y llyfrau sydd ar agor ar eu gliniau, ac yn troi at

> ... sgwrsio am "ddeniadau cnawd a byd."
> Soniasom am y pethau ffôl na ŵyr
> Ond llanciau gaffael ynddynt liw na gwres,
> Y pethau a gerdd ar lanw eu gwaed fin hwyr,
> A phorthi heb borthi'u blys; a'u tynnu'n nes.

Winc, ael ar i fyny, *side-eyes emoji*, sydd yn y llinellau hyn. 'Y pethau', meddai – mi wyddoch yn iawn pa bethau; y pethau hynny nad oes neb ond llanciau ifanc yn gwybod amdanynt; y rheiny sy'n gwneud pethau rhyfedd i'w cyrff, ac yn digoni'n annigonol. Mae'r gerdd hon yn perthyn i gyfnod mwyaf cynhyrchiol Prosser fel bardd, cyfnod ddaw i'w anterth gydag 'Atgof'. Fel y bryddest, cyffes ei llefarydd ar fydr ydyw; cyffes ffaeledigrwydd, gonestrwydd ynghylch pethau nad yw eraill am weld dynion ifainc yn bod yn onest amdanynt. Er i'r tri sydd wrth y tân rannu, a rhannu drachefn, ac i'r trafodaethau agored am bethau cyfrin ac emosiynol fyrlymu rhyngddynt, mae'r llefarydd yn croesi llinell. Fe gaiff yr un sy'n mentro, nid yn unig i drafod y pethau hyn ond i ddweud ei fod wedi cael yr un fath o brofiadau ei hun, ei gosbi gan amharodrwydd neu anallu'r ddau arall i gyfaddef dim; neu o leiaf i fod yn anfeirniadol ohono. Yr hyn a ddisgrifia'r llefarydd wrth y ddau gyfaill yw'r 'modd / Y pechais i tan drais cywreinrwydd poeth':

> Gofynnais a bechasent hwy? ... A throdd
>   Y ddau, a brolio eu hymatal doeth!
> Ac yno, wrth y tân, yn un o dri,
> Gwelais nad oedd bechadur ond myfi.

Mae'i thema fawr, Rhyw, yn dwyn ffrwyth yn ei farddoniaeth ar ddechrau 1923; ym 1919, mae'n dwyn ffrwyth yn ei fywyd. Erbyn barddoni'r profiad, mae Prosser yn darllen llawer o lenyddiaeth o'r tu hwnt i Gymru, ac mae'r sîn yn Lloegr yn wyllt am athroniaeth seicdreiddiad Freud – o'i phlaid ac yn ei herbyn. Mae awdur 'Atgof', efallai drwy'r gweithiau hynny sydd dan ddylanwad Freud, yn fwy na darllen gwaith yr athronydd ei hun, yn gweld mai un o'r heriau mawr sy'n wynebu'r ddynoliaeth yw rhwystro neu ffrwyno greddfau rhywiol ac yn wir, rhwystro neu ffrwyno cydnabod, hyd yn oed, eu bod yn *bod*. Law yn llaw â hyn mae'r damcaniaethu fod cyfnod ffurfiannol yr unigolyn yn effeithio'n sylweddol ar ddatblygiad a rhinweddau oedolyn, cysyniad arall sy'n greiddiol yn ei feddwl pan aiff ati i gyfansoddi 'Atgof'.

O ddychwelyd i 1919 a diwedd cyfnod Prosser o fyw ar y Mynydd Bach, fe'i cawn yn canlyn merch o'r enw Dot. Fe wn i hynny'n bur sicr am imi ddod ar draws ei henw mewn llythyrau diweddarach. Efallai iddo ailgynnau pethau gyda Dot am ryw hyd hefyd pan ddychwelodd i Aberystwyth o Gaernarfon ym 1922. Hoffwn feddwl fod, yn rhywle, lythyrau caru yn aros i gael eu darganfod yn atig hen nain i rywun, darn o emwaith neu ffotograff, efallai, y cadwodd Dot yn rhywle o'r golwg am flynyddoedd, tymor wedi'i wasgu fel cotwm plu'r gweunydd rhwng dalennau amser. Yr unig beth arall y gwn i'n iawn am y berthynas â Dot yw ei bod yn berthynas o ddifri, ym meddwl Prosser o leiaf. Ystyriai Prosser yn niwedd 1919 ei fod yn ei charu'n angerddol, ac mai hi oedd ei enaid hoff cytûn.

Credaf, am ryw hyd, y gallwn ddod o hyd i Dot. Mae un cofnod yn fy nenu – Dorothy Davies, sydd, adeg Cyfrifiad 1921, yn bedair ar bymtheg oed ac yn lojo gyda theulu'r Lewisiaid yn Nhanparcau, Llanrhystud. O Bencader y daw yn wreiddiol ac mae'n gweithio fel athrawes gynradd ym mhentref cyfagos Llanddeiniol. Tybed, tybed ... mae J. M. Edwards yn byw yn yr un pentref, wrth gwrs; nid yw'n annhebygol o gwbl ei fod yn nabod y ddau, os mai hon yw Dot ai peidio; a hawdd fyddai iddo eu cyflwyno i'w gilydd yn un o'r cyrddau bach sydd rif y gwlith yng nghapeli'r ardal. Dechreuaf dynnu darlun ynghyd, ond mewn gwirionedd, cyd-daro yn yr un parthau yn ystod yr un cyfnod y mae'r ddau hyn, a does dim mwy y gallaf roi fy mys arno. Nid yw gwybod bod Dot yn Llanrhystud erbyn 1921 yn dweud dim wrthyf am ble roedd hi ym 1919. Rhoi un ac un at ei gilydd i geisio gwneud tri neu bedwar ydw i rŵan, a dyma fi'n dod o hyd i'r ffin; yma y try'r damcaniaethu'n ffansi.

Ond beth am inni gymryd mai tua dwy ar bymtheg neu ddeunaw oed yw Dot ym 1919, fel Prosser a Dorothy Davies? Cymeraf rwydd hynt i'w gwneud yn ferch ddysgedig, ddiwylliedig os nad yn athrawes; yn rhywun fyddai'n dal ei thir mewn sgwrs am farddoniaeth wrth grwydro'r cefnffyrdd rhwng y Mynydd Bach a'r môr. Rhown iddi lygaid tywyll fel

Mair, y ferch sy'n cadw oed â llefarydd 'Atgof'. Codwn ddau gariad ifanc, swil, o lwch y llythyrau a'r cofnodion cyfrifiad ar gledr un llaw a'u tywallt yn dyner i'r map, gan eu gosod i gerdded ar y lôn sy'n codi o'r pant lle mae Capel Moriah a Thyn-y-rhyd ac yn pasio'r chwarel ar y llaw dde a chefnen Ebrisg Fawr ar y chwith. I gyfeiriad Llyn Eiddwen yr ânt, gan droi wrth godi dros ysgwydd y Mynydd Bach o blygiadau origami onglog yn bobl o gig a gwaed. Dywedwn mai gwanwyn cynnar yw hi; oddi tanynt ar y gwastadeddau mae'r aradwyr wrth eu gwaith, harneisi'r ceffylau'n tincial, ambell gân a gwaedd o anogaeth bob hyn a hyn wrth droi ar y telerydd a dychwelyd fel y daethant. A'r heidiau gwylanod ymgecrus, yn codi a disgyn, yn troelli ac yn plymio uwch y pridd cochlyd, noeth.

Ac wrth feddwl am bridd, fesul pwys ohono – yr hyn a wnawn ac a gawn ohono – awn i ddychmygu'r dirwedd hon yn oes Prosser, ac yn oes teidiau Prosser wedyn. Bryn Eiddwen, Glan Eiddwen, Glan Llyn, Maes Llyn: dyma rai o'r enwau sy'n ffurfio torch o dyddynnod bach am wddw Llyn Eiddwen. Enwau yw'r rhain sy'n para fel ysbrydion erbyn i mi basio; ar fapiau OS hŷn ac yn rhai o'r ffotograffau hynny gan Paul White; enwau ar bentyrrau cerrig erbyn hyn, ar greithiau mewn brwyn, yn gorlannau a thai unnos.

Soniais, wrth fynd heibio ym mhennod 1, am gerddi heb eu cyhoeddi. Does dim llawer ohonynt, ond fe godant yma ac acw yn yr archif, fel ffrwydradau bach o liw drwy'r du a gwyn. Mae cerddi Prosser fel cyfalaw i'w fywyd, weithiau'n dynn wrtho a thro arall yn crwydro, ond bron bob amser â rhywbeth i'w ychwanegu. Nid pob bardd sy'n gwneud y gymwynas o ddyddio cymaint o'i gerddi; nid yn unig â'r flwyddyn ond â'r union ddiwrnod. Y penodolrwydd hwnnw sy'n troi'r gerdd yn rhywbeth tebyg i ddarn o bapur tresio, y gellir ei osod dros gofnod mewn dyddiadur, sylw mewn llythyr neu adroddiad papur newydd a'i angori yn yr hyn a welai ac a glywai ac a deimlai'r bardd ar yr adeg honno. Yr adeg honno yn achos y gerdd '1920-1923' yw 18 Rhagfyr 1923.[6]

Rydw i'n dychmygu mai penillion i Dot yw'r rheiny sydd o fy mlaen ar y bwrdd; hanner darn o bapur llinellog a'r llawysgrifen yr ydw i wedi dod i'w hadnabod mor dda yn ddau ganiad byr ar fydr ac odl. Copïaf y penillion i fy llyfryn. Ymhen amser, dychwelaf atynt, a'u hailddychmygu mewn newydd wisg. Mae sŵn Dafydd ap Gwilym yn newis Prosser i gyfosod Ionawr a Mai, a'r modd y mae rhinweddau'r ddau dymor cyferbyniol yn cyfleu llawnder a gerwinder yn y garwriaeth; mae'n beth rhesymol felly mai ar lun cywydd y daw'r fersiwn newydd fras o'r gerdd anghyhoeddedig at ei gilydd. Trosaf yn reddfol ac yn gyflym; fy ngobaith yw y daw ysbryd y gerdd honno hefo fi i'r dudalen hon, gan ymryddhau o'r amlinell ddu, drom sy'n cloi'r geiriau gwreiddiol o'r golwg.

1920-1923

I.

Ar ben Lôn Teirlon, llonni
A wnâi Mai i'r ferch a mi;
Mai'r machlud hud a'r hyder,
A Mai firain, bursain, bêr.

Â chusanau iach soniem
Yn rhad am gariad fel gêm,
Ac mewn ffarwél ni welwyd
Fwythau na iaith â'r fath nwyd.

[6] Teitl Prosser ei hun ar y gerdd sydd yma.

II.

18.12.1923

Llan Gwyryfon, fis Ionawr.
Oed, a llaid ar hyd y llawr;
Gwynt mawr gyda'i gant a mil
O anghenion anghynnil.

Cydgerdded, a dim wedyn,
Ninnau'n chwerwach, oerach, hŷn;
Ac un ffarwél yn gwelwi
Lle bu serch rhwng merch a mi.

2024

Dacw'r ddau yn mynd eto, rŵan, yn dychwelyd o ryw oed gwahanol, erbyn hyn. Mae'r chwareüsrwydd a fu rhyngddynt wedi pylu; llai o gyffro yn eu cerddediad a rhyw fwlch wedi ymagor rhyngddynt wrth droedio'r lôn. Fe'u gwyliaf yn ymrithio'n ddau feiciwr mewn leicra llachar ac yn diflannu dros fy ngorwel. Wrth fy nghefn mae'r copa amlycaf yn y gadwyn isel hon, Hafod Ithel, a'r tu draw i honno, dyrbinau gwynt yn llafnu'r awyr uwchlaw'r hen dorfeydd mawn. Tybed beth wnâi Prosser o oes y mawn o'r creadigaethau rhyfeddol hyn a'u hynni adnewyddadwy?

Yn fy mhoced mae'r gyfrol fechan o farddoniaeth Ben Hopkins a gyhoeddwyd ar ddiwedd ei oes. Ei gerdd enwocaf, a ddaeth yn adnabyddus trwy Gymru i gyd, yw ei gywydd i 'Ros Helyg'. Er fy mod rai milltiroedd o Flaenpennal, rydw i'n bwrw fy ngolygon o'r un gweundir garw a'i hysbrydolodd i gyfansoddi'r darn hwnnw; cerdd sy'n llawn o ddiflaniad a phethau a aeth dros go, ac o'r ysbrydion sydd y tu hwnt i bob tro mewn mannau sy'n llai poblog nag yr arferent fod. Mae'n fy nharo y dylwn roi geiriau Ben Hopkins yn eu holau i'w priod le, ac felly gwnaf ddarlleniad bach rhyfedd ar fympwy annisgwyl, heb ddim ond defaid, grug ac ysgeintiad o ddrudwy yn gynulleidfa:

> Eto hardd wyt ti o hyd
> A'th oer a diffrwyth weryd;
> Mae'n dy laith a diffaith dir
> Hyfrydwch nas difrodir ...

Gadawaf i'r cynganeddion suddo'n araf i'r mawndir cyn ystwyrian. Bûm yn cerdded o fan i fan ers oriau bellach, ac wrth imi godi ar fy nhraed a gwylio'r glaw yn carlamu ar wyneb Llyn Eiddwen, caf fy meddiannu gan deimlad cyfarwydd: gwendid yn fy nghyhyrau, chwys oer ar fy nghefn, fy meddwl fel pe bai'n llacio'i afael ar ei ymholiadau; pethau'n edrych ac yn teimlo'n rhyfedd o bell. *Hypoglycemia*.

Rydw i'n byw â chlefyd siwgr math 1 ers pymtheng mlynedd erbyn hyn. Roeddwn i'n un ar ddeg oed pan ges i fy niagnosis. Ar ôl cyfnod byr ond brawychus yn yr ysbyty wedi imi gael gwybod mai dyna oedd arnaf, rydw i wedi bod yn weddol rydd i fyw bywyd ar fy nhelerau fy hun; does dim byd am y cyflwr, hyd yma, wedi fy nghyfyngu'n ormodol – ar yr wyneb, beth bynnag. Ond mae rhai ffeithiau sy'n gwrth-ddweud hynny: rydw i'n ddibynnol ar chwistrellu'r hormon inswlin droeon bob dydd, dim ond er mwyn cadw'n fyw; mae fy risg o ddatblygu pob math o gymhlethdodau iechyd eraill dipyn yn uwch oherwydd byw gyda'r cyflwr hwn; ac mae'n debygol iawn y bydd hyd fy oes wedi'i gwtogi oherwydd yr hyn sy'n effeithio arnaf bob dydd a bod y driniaeth, er mor wyrthiol, yn methu efelychu gwaith pancreas iach i'r graddau ei fod cystal â'r peth go-iawn.

Hypoglycemia, neu heipo, yw pan fydd lefel glwcos y gwaed yn disgyn o dan y lefel sy'n arferol ac sydd ei angen er mwyn cynnal y corff a rhoi iddo'i egni. Byddaf yn mesur hynny erbyn hyn gyda theclyn bach sydd wedi'i fewnblannu yng nghefn fy mraich; rydw i'n targedu lefel o rhwng

5 ac 8 milimol i bob litr o waed, ond mae'r sgrin yn nodi mai'r mesuriad ar hyn o bryd yw 4.2, a bod hwnnw'n disgyn yn gyflym. Rhaid i mi oedi, eistedd, a bwyta rhywbeth melys. Does dim brysio ar y cyflwr, ac mae'n rhaid aros iddo sefydlogi cyn mynd yn fy mlaen; mae gen i chwiw am fynd am Flaenpennal i chwilio am weddillion fferm y Triael, a dychwelyd trwy Langwyryfon i gael golwg yno am gerrig beddi'r teulu.

Ond rhaid derbyn yn y man na allaf barhau; mae'r gwynt wedi mynd ohonof, ac rydw i'n rhy swrth a thrymaidd i symud bron. Mae arnaf angen gorffwys yn fwy na dim a phenderfynaf nad oes fawr i'w wneud, er bod awren o olau eto, ond dychwelyd yr hanner canllath sy'n weddill at y car a throi yn bwyllog am Lanrhystud a'm llety am y noson. Wrth adael y Mynydd Bach rydw i'n flin, yn teimlo fod y dydd wedi taflu rhwystr ac anghyfleustra bwriadol bron, yn fy llwybr. Ond rydw i hefyd yn cael cyfle i feddwl am Prosser, oedd hefyd yn byw gyda chyflwr iechyd tymor hir a hwnnw, yn y ddarfodedigaeth, yn gyflwr llesgaol eithriadol fyddai'n ei gyfyngu am adegau hir i'r gwely a'r daith fer rhwng hwnnw a'r tân mawn ar aelwyd Morfa Du. Roedd darfodedigaeth Prosser ar ei esgyrn; byddai'n treulio cyfnodau maith trwy'i fywyd mewn poen eithafol, dan dwymyn, dan gyllell llawfeddyg. Eto, ni chyfyngodd hynny ddim ar ei uchelgais, ar ei sêl dros gyflawni, a gadael pethau'n wahanol yn ei ôl. Gallaf uniaethu â hynny. Gwn fy mod yn gweithio'n rhy galed weithiau ac mae llwyth gwaith Prosser yn rhywbeth arall eto; mae'n siŵr y gwyddai yntau ei fod yn ei gor-wneud hi hefyd, ond roedd yn ddyn ar dân.

Fory, mae addewid eira, a bydd y bryniau a'r pantiau hyn yn colli unrhyw addfwynder sy'n perthyn iddynt. Bydd y lonydd culion yn ddu o rew, a'r defaid, yn eu hysfa annileadwy i gyrchu lloches yng nghysgod y waliau cerrig, mewn perygl o gael eu dal dan luwchfeydd dyfnion, fel y lluwchfeydd dyfnion hynny oedd ar feddwl Prosser wrth iddo edrych drwy ffenest flaen Morfa Du ar y bugeiliaid yn croesi llechweddau'r Mynydd Bach ar noswaith o Dachwedd ym 1919.

Caf sgwrs â pherchennog y gwely a brecwast yn Llanrhystud yn hwyrach ymlaen, wedi imi ddod ataf fy hun trwy wyrthiau cyferbyniol cwsg a choffi. Soniaf am fy mhrosiect, am geisio dod o hyd i'r bardd a'i gyd-feirdd yn eu cynefin gwreiddiol. Mae'n gwybod yn iawn am Prosser Rhys, ac am y lleill sydd a'u henwau wedi'u naddu ar y garreg uwch crychdonnau Llyn Eiddwen. Mae'n nabod Morfa Du hefyd, a chaf fflyd o hanesion difyr a doniol am y teulu a fu'n byw yno cyn y deiliaid presennol, teulu helaeth ac anghonfensiynol. Fe'u cofia'n dod i brynu baco yn siop ei rhieni, ac nad oedd yn ddim iddynt aros am ddwyawr i sgwrsio a hel straeon. Roedd un ohonynt yn gwneud meginau, a chawsai un ganddo'n anrheg briodas.

Ac mewn sgwrs felly, wrth i mi oedi rhwng dau olau ar y grisiau, sbaniel bach du yn llyfu fy llaw, rydw i'n cael cymaint os nad mwy o ymdeimlad o'r hyn a fu yn yr ardal hon ag a gefais wrth grwydro'r cefnffyrdd a'r corsydd. Roedd ei mam-gu, meddai, wedi ysgrifennu at Prosser i'w longyfarch ar ennill y Goron ym 1924. Trysorai'r llythyr a gawsai ganddo'n ateb. Tybed i ble'r aeth hwnnw? Bydd yn holi ei thad, sy'n dal yn fyw. Ro'dd lot o feirdd i ga'l 'ma.

O'dd, ro'dd lot o feirdd i ga'l 'ma. A buont yn gyfeillion cadarn i Prosser trwy'i brifiant a'i afiechyd. Ond bellach, mae â'i fryd ar newyddiadura o ddifri, mae'n gryfach ac yn gweithio'n galed i roi sglein ar ei Saesneg a'i sgiliau llaw-fer. Ni fu erioed yng ngogledd Cymru ond mae'n gwneud cais tua diwedd 1919 am swydd gyda phapur *Yr Herald* yng Nghaernarfon. Yn Ionawr 1920 mae'n glanio yn y dref y des innau iddi i fyw, ganrif yn ddiweddarach, o Geredigion. Fydd bywyd byth yr un fath.

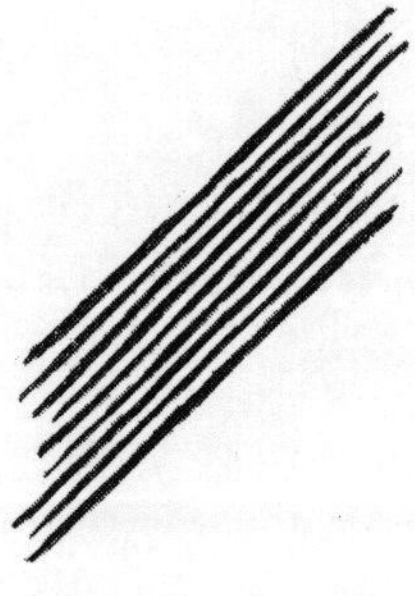

Y TRYDYDD CANIAD

Cyflwyna'r bardd drydydd arogl i'w ffroeni – arogl gwair wedi'i dorri, adeg y cynhaeaf. Mae'r llefarydd wedi addunedu bellach y bydd yn cysegru'i oes i Gyfeillgarwch, wedi alaru ar fercheta. Dyna beth hardd yw Cyfeillgarwch rhwng dau ddyn – yn wir, mae cyfeillgarwch dynion â'i gilydd yn un o'r pileri yng ngwneuthuriad hanes yr holl fyd; eto i gyd, mae'r rhybuddiwr yn ei siarsio i gymryd gofal, i beidio dibynnu gormod ar Gyfeillgarwch rhag troi ohono'n rhywbeth gwahanol, gwaeth. Na, meddai, nid yw tynghedu i beidio â chanlyn merched yn dy warchod rhag grym Rhyw – gall chwarae rhan mewn unrhyw berthynas rhwng unrhyw ddau o bobl, ac fe all ei lygru'n ddi-droi'n-ôl. Bydd ofalus.

Ni chymer fwy na rhyw chwa dros y caeau ar ddiwedd dydd o haf, meddai, i'r llefarydd ei ganfod ei hun yn ei ôl ar ei union, ar benllanw'i ymdrechion i ddod o hyd i gyfaill cywir; cyfaill a rydd iddo'r hyn a ddeisyfa. Mae'n anwybyddu'r llais. Ymhen hir chwilio fe ddaw o hyd i gyfaill felly, ac i'r un fan ar lannau'r Fenai y dônt yn fodlon eu byd i ymddiddan; y llefarydd a llanc hawddgar, melynwallt. Maen nhw'n cytuno ar lawer ond yn ddigon gwahanol i sbarduno trafod difyr. Mae'u heneidiau'n cynganeddu, ac maen nhw'n gwneud faint fynnir o addewidion i'w gilydd y noson honno; addewidion all, o'r fan hon ar y noson hon, newid y byd drwg hwn o'r gwraidd yn dda. A pha beth sy'n waeth yn y byd hwn na'r greddfau rhywiol hynny sy'n suro perthnasau o hyd – y greddfau a arweiniodd y llefarydd ar lwybrau ansad ddwywaith o'r blaen? Mae'r ddau yn tyngu llw i ddiarddel temtasiynau'r cnawd ac ymroi i addoldy'r Meddwl; ac fel pe bai'n cadarnhau santeiddrwydd eu bwriadau, daw tameidiau o gerddoriaeth atynt o'r gosber mewn eglwys Gatholig gerllaw. Mae'r coed yn plygu uwch eu pennau'n fwâu deiliog, fel petaent hwythau hefyd yn crymu ym mhresenoldeb rhyw rym hollalluog.

Yr un nodau persain hynny o'r eglwys sy'n troi ym meddyliau'r ddau wrth noswylio wedyn, ochr yn ochr. Yna, yn ddiweddarach, wedi cysgu'n dawel am ryw hyd, mae'r ddau yn rhyw hanner deffro a'u cael eu hunain ym mreichiau'i gilydd, yn ildio i'w cyrff ei gilydd. Yn gariadon. Ond byrhoedlog yw'r swyn wrth ddeffro a sylweddoli. Mae'r angerdd yn troi'n ffieiddio ac yn boen – mor ddiniwed oedd iddo feddwl y gallai ddianc rhag grym Rhyw y tu ôl i rith perthynas ddilychwin oedd uwchlaw'r cnawd. Mae'n sgrechian ei rwystredigaeth at Ryw, sydd wedi dod rhwng dau nad oedd yn ei ddymuno; sy'n maglu'r meddwl ac yn gormesu dyn i ufuddhau i'w orchmynion. Pam, gofynna, y mae'r y llestr ei hun, y Cnawd sy'n ein cludo, mor ffaeledig, a'r enaid a'r meddwl mor brydferth?

Nid oes dim i'w wneud ond ymwrthod yn llwyr. A daw'r llais eto'n don drwyddo, yn ei atgoffa o'r rhybuddion blaenorol. Mae'n ceryddu'r llefarydd am na wrandawodd, am iddo bechu a chael fod cariad merch a chyfeillgarwch dyn o'r herwydd yn wrthun iddo bellach. Gwawdia'r gŵr hwn sydd yn credu erbyn hyn mai peth afiach yw cyffwrdd â Chnawd, a bod mwy o sylwedd mewn caru pell, anghyffwrdd. Priodi cnawd *a* meddwl yw Byw, ond nid yw'r llefarydd yn sylweddoli hynny.

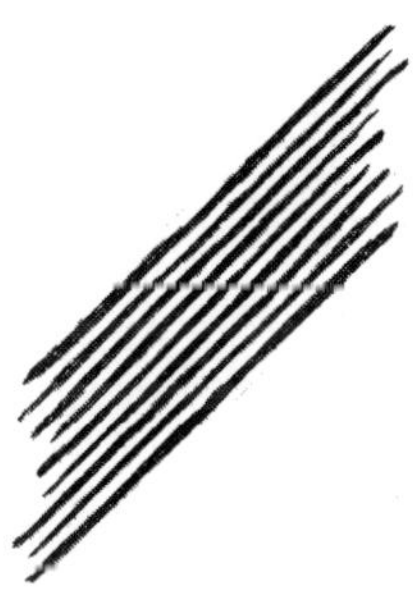

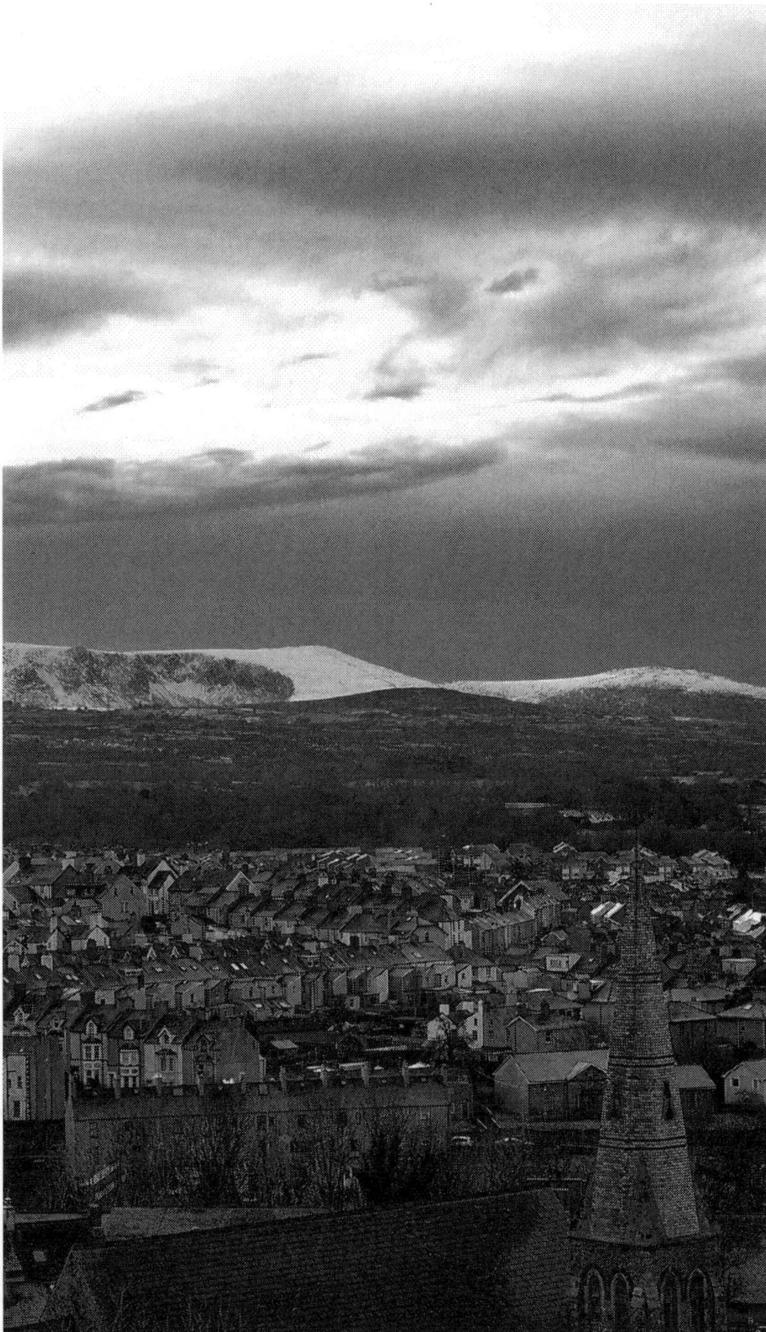

PENNOD 5

HEOL ELINOR

O ben uchaf Heol Elinor yn Nhwtil, Caernarfon, ar y tro wrth Ysgol Gynradd Gatholig Santes Helen, mae un o'r golygfeydd hynny sydd fel pe bai'n torri rhych trwy drybestod tref, yn arwain ac yn codi allan am y copaon. Wedi'i fframio rhwng y rhesi tyn o dai mae twmpath Mynydd Mawr, a'r tu hwnt, cawell asennau Craig Cwm Silyn yn crymanu'n warchodol am y llyn sydd o'r golwg nes eich bod ar ei glannau, bron.

O'r fan acw, o'r Groeslon yn Nyffryn Nantlle, y daw Morris Thomas Williams. Beth a wyddom amdano? O'i gymharu â'r ferch o'r un dyffryn a ddeuai ymhen blynyddoedd yn wraig iddo, Kate Roberts, nid llawer; yn wir, gwgliwch Morris T. Williams ac fel y canlyniad cyntaf fe gewch *Kate Roberts' husband*. Mae rhyw wahaniaeth braf yn hynny, am wn i. Does dim llawer o'i ôl ar y we o gwbl; un ffotograff wedi'i dorri o erthygl papur newydd, yn dangos Morris fel ysgrifennydd Eisteddfod Genedlaethol Dinbych 1939, gyda'i olynydd yn y rôl, Watcyn Evans, yn sefyll wrth ei ymyl. Mae ugain mlynedd yn hŷn erbyn hynny; ond mae'n anodd gweld hynny oherwydd ansawdd y llun. Nid yw'n rhoi llawer o gliwiau i mi – y gŵr o ddifri yr olwg sy'n tynnu am ei ganol oed. Mae ei wallt yn dywyllach na'r disgwyl, ac mae toreth o'r gwallt hwnnw, wedi'i gribo i'r ddau gyfeiriad i ffurfio hacan wen. Tybiaf fod sigarét yn ei law, ei law arall o'r golwg dan blygion ei siaced – yn ei boced, efallai.

Ac ymysg yr ychydig a gribiniaf, ceir rhyw frawddeg fach awgrymog yma ac acw: 'Dywedir', meddai un cofnod ar Wicipedia, 'iddo fod yn ffrind agos iawn i E. Prosser Rhys, y llenor a'r newyddiadurwr.' *Just room-mates.*

Ychydig gamau bras o'r man lle'r eisteddais wrth fy nesg yn ein stafell flaen yn Nhwtil i gychwyn drafftio'r bennod hon, y daw Prosser a Morris i lojo gyda'r teulu Watson yn rhif 15, Heol Elinor. Mae'n bentyriad o stryd, wedi'i hadeiladu yn erbyn ysgwydd y graig ymwthiol galed sy'n peri i'r pentref bychan hwn o fewn y dref godi'n uwch na'r hyn sydd o'i amgylch.

Nid yma y daethon nhw i gychwyn; bu Prosser yn rhentu stafell am gyfnod yn rhif 3, Stryd y Castell – gyferbyn â'r adeilad sydd, erbyn heddiw, yn bencadlys lleol y Blaid Genedlaethol y byddai ef ei hun yn rhan mor allweddol o'i blynyddoedd cynnar. Ei landlordiaid yno oedd Mary a Nellie Jones, chwiorydd i dad John Gwilym Jones. O dipyn i beth ac wrth iddo ddod i nabod Morris yn well trwy'i waith – mae'r cyfaill o'r Groeslon yn gysodydd ar staff *Yr Herald* – a thrwy rannu diddordebau a chydfynychu'r un digwyddiadau diwylliannol penderfyna'r ddau gael lle gyda'i gilydd, gan arwain at y mudo i fyny'r allt allan o waliau'r hen dref i Dwtil.

Erbyn heddiw, mae Twtil yn teimlo'n fwy ar wahân i weddill Caernarfon nag y byddai ar droad y dauddegau diwethaf; aeth bron i hanner canrif heibio erbyn hyn ers cerfio'r ffordd osgoi fewnol drwy'r dref. Dyma graith a lyncodd erwau o dir cymunedol, gan gynnwys cyrtiau chwaraeon, ysgolion, capeli a safle hen bafiliwn enwog Caernarfon lle cynhaliwyd eisteddfodau cenedlaethol, cyngherddau mawreddog, a chyfarfodydd gwleidyddol o bwys. Mae'r cyllellu yn dal i oedi yma yn naearyddiaeth a dychymyg y lle, ac yn y cyfyngdra gorfodol hwn, mae Twtil wedi crebachu mewn ffyrdd eraill er pan fu'r Prosser ifanc yn ymestyn ei gamau rywle dan y tarmac acw, ar ei ffordd i'w waith. Dydi Twtil, bellach, ddim ar y ffordd i unman.

Wn i ddim faint o bobl Twtil heddiw sy'n ymwybodol o breswyliad byrhoedlog ond arwyddocaol y ddau lenor ifanc ymhlith eu cyndeidiau; mae llenorion yn mynd a dod yma o hyd, beth bynnag. Heddiw, mae yma lenorion cadeiriol, coronog a medalog eisteddfodau'r Urdd, aelodau o sawl un o dimau Talwrn y Beirdd, a llond dwrn o nofelwyr a dramodwyr. Mae ambell un o'r rhain yn gwneud eu bywoliaeth yn llawn o'u sgwennu, ond mae llawer ohonynt yn gwneud yr un fath o waith ag y gwnâi Prosser yng nghrombil *Yr Herald*: hel straeon i eraill gan eu dehongli a rhoi eu dawn dweud ar waith i ddenu cynulleidfa. Dim ond cyfrwng y rhannu sy'n wahanol heddiw.

Awn ato. Cawn ein hunain ar y gornel wrth Hampton Cottage, lle daw cath ddu i ganu grwndi am ein coesau; gwyliwn Prosser yn camu o'r tŷ acw ac yn cael cip o'i gwmpas cyn codi'i goler rhag y byd. Da o beth nad yw'n sylwi arnom. Mae'n ganol Tachwedd 1920 a stribynnau o gymylau euraid yn rhoi'r argraff fod yr awyr, fel y dydd, ar ras i rywle. Oerfel yn yr aer y gallwch chi ei weld, os nad gafael ynddo fo, bron.

Mae Caernarfon tua'r adeg hon o'r dydd yn rhoi naid, fel pe bai'n sylwi fod y tywyllwch ar ei gwarthaf. Bydd siopwyr yn hel eu hysgubau i gychwyn ar y clirio, er mwyn gallu cloi a throi tua thre yn reit handi amser cau. Prysurdeb neges sydyn, prysurdeb mynd â phlant o un lle i'r llall, a nhwythau newydd eu rhyddhau o'r ysgolion; prysurdeb newydd-gofio, yr yfwyr cynnar a'r ciniawyr hwyr. Yr un mynd a dod ddiwedd pnawn sy'n rhan o rythm y lle ers canrifoedd. Rydw innau'n ei nabod yn iawn.

Fe'i dilynwn ar hyd Stryd Fictoria, a chadw'n pellter wrth iddo brysuro heibio i Swyddfa'r Post, yr arwydd Sunlight Soap yn dal mymryn o olau ar dalcen yr adeilad. Gellir prynu saith pwys o'r sebon hwnnw a chael, yn gyfnewid, brint o baentiad eiconig Curnow Vosper, *Salem*. Mae'n ddigon posib fod gan Mrs Watson, ei letywr, gopi o'r union brint hwnnw yn ei pharlwr blaen, a bod Prosser wedi sylwi ar y plygiadau drwgenwog yn siôl yr hen wraig, Siân Owen, wrth iddi gyrchu'r sedd honno sydd o'r golwg y tu hwnt i îsl yr artist hyd dragwyddoldeb. William Griffith sy'n cadw Swyddfa'r Post yn Nhwtil – gŵr byr o gorff, gwyn ei wallt, mwstasiog, sy'n sefyll yn wargrwm yn nrws ei siop wrth i'r bardd ifanc fynd heibio, yn rhoi amnaid o gydnabyddiaeth, efallai. Yn ei ffenest fawr – beth arall? Hysbysebion am hyn a'r llall – Oel Morris Ifans, eli at y peils, sigaréts, cwstard Bird's a dyn lladd llygod. Glanhawyr a dodrefnwyr, seiri coed a seiri maen at eich eirch a'ch cerrig beddi.

Dim llythyr heddiw. Fe'i ceir yn aml iawn yn cyrchu'r blwch coch sydd wedi'i osod yn y mur ar flaen siop William Jones; llythyr hiraethus at ei gyfaill a'i athro barddol, Isgarn, gartref yng Ngheredigion; neu amlen drwchus â phryddest newydd, at ysgrifennydd neu feirniad llên rhyw eisteddfod neu'i gilydd. Mae dyddiad cau Eisteddfod Ieuenctid capel Bryn-Rhos, y Groeslon, ar y gorwel yn y flwyddyn newydd. 'Y Gweithiwr' ydi'r testun a bu syniad yn troi yn ei feddwl ers tro; dros yr wythnosau a ddaw, bydd yn rhoi'r syniadau hynny ar bapur – a phwy a ŵyr? Hwyrach mai iddo ef y daw'r goron arian a gynigir gyda hyn, pan ddaw'r gwanwyn.

Arfer ryfedd, ar un olwg, yw'r busnes hwn o gystadlu â chelfyddyd; rhyfeddach yn oes y geiriau hyn, efallai, nag yn amser y gŵr ifanc sy'n brasgamu o'n blaenau, blwch trysor y Fenai'n wincio y tu draw i'w ysgwydd. Y wobr yw'r gerdd ei hun, medd rhai, ac mae hynny'n wir. Ond tan bwysau dyddiad cau, a than gochl ffugenw, mae gan y bardd nod i'w sbarduno a masg i guddio'i wir hunaniaeth. Gall arbrofi'n ddiogel yn y gofod hwn, gan wybod na ddatguddir dim oll oni bai fod ei waith yn cyrraedd yr hyn sy'n ddisgwyliedig gan y sawl a benodir i gloriannu'r gwaith. A'r arian. Mae hwnnw'n ddefnyddiol hefyd. Cryna, gan wthio'i ên yn ddyfnach i'w gôt.

Rhwng yr ail a'r seithfed o Chwefror 1921, bydd Prosser yn cwblhau ei benillion – wythawdau ar fydr sonedaidd – i'r 'Gweithiwr' ac yn eu gyrru i gystadleuaeth y Groeslon. Dyma'r gerdd fydd, wedi peth twtio ar ambell linell, yn ymddangos ymhen blynyddoedd yn yr unig gyfrol unigol o waith y bardd fel 'Y Gôf', y portread hiraethus a rhyfedd o anghymhleth hwnnw o fywydau'i fam a'i dad ger yr eingion ym Mhentremynydd, lle buom eisoes.

Nos Sadwrn, y pumed o Fawrth, a chaiff Prosser ei goron gyntaf; neu o leiaf, fe gaiff cynrychiolydd ei goroni ar ei ran. Mae'r foment nodedig hon yn deilwng o sylw cryno ond llawn balchder yng ngholofnau'r *Herald* yn yr un wythnos ag y daw cadair i ran Meuryn, aelod arall o'r staff, mewn eisteddfod ym Manceinion. Rhoddir y llongyfarchion dan y pennawd

BEIRDD STAFF YR "HERALD"

Wrth fod Ceiri yn yr archifdy wedi mynd i'r drafferth o estyn y gyfrol garpiog o rifynnau'r *Herald* ar gyfer 1921 er fy mwyn, oedaf dro dros y tudalennau cyn eu dychwelyd. Mae presenoldeb Prosser ar hyd y papur, yn y byrnodion am wahanol bethau, yn y sylwadau ffraeth ac ym meirniadaethau cystadleuaeth y llinell goll; yn fwyaf arwyddocaol efallai, ei lais ef sy'n fy nghyrraedd yn yr ymdrechion a welaf yma ac acw i roi sylw i lwyddiant gwaith gan feirdd ifanc. Ceir nodyn, er enghraifft, yn llongyfarch ei gyfaill mynwesol J. M. Edwards, sydd ychydig flynyddoedd yn iau nag o ac yn astudio yn Ysgol Sir Aberaeron, am iddo ennill cadair eisteddfod yr ysgol ar Ddydd Gŵyl Dewi. Dyfynna englyn o'i waith, gan roi i brydyddu'r hogyn ifanc o Geredigion damaid o le ar aelwydydd Sir Gaernarfon. Mewn man arall, rhydd sylw i lwyddiant Iorwerth Peate wedi iddo gipio'i ail gadair o'r bron yn Eisteddfod y Brifysgol, Aberystwyth dan feirniadaeth John Morris-Jones; ac yna, y paragraff hyfryd hwn sy'n ddathliad anhunanol o leisiau newydd sy'n dechrau rhoi eu stamp ar farddoniaeth Gymraeg, y gallasai yn hawdd fod wedi ei rifo'i hun yn eu plith:

> Onid oes yng Nghymru dorreth o rai ieuainc iawn yn ysgrifennu barddoniaeth ar hyn o bryd. Wele rai [:] Iorwerth C. Peate; Kathleen Williams (Tanygrisiau); J. M. Edwards (Llanrhystyd); Tom Parry (Carmel, Groeslon); H. O. Edwards (Blaencaron), etc. Efallai y bydd y to nesaf yn well beirdd nag unrhyw do a fu o'n blaenau; ond, wrth gwrs, nid yw'r ffaith eu bod yn canu mor ieuanc yn gwystlo hynny.

Mae'r frawddeg olaf yn dweud llawer hefyd; mae'n ddigon ymwybodol i beidio gorganmol y bobl ifanc hyn i'r entrychion hefyd, rhag gwneud niwed neu godi disgwyliadau anghyraeddadwy. Ac mae'n arwyddocaol iddo gynnwys Kathleen Williams o Danygrisiau mewn rhestr o sêr ifanc byd barddol oedd, at ei gilydd, yng nghrafangau meddylfryd patriarchaidd yr oes.[7]

Wrth iddo gerdded tua'r Fenai, daw i'w gyfer bobl y mae'n eu hadnabod; oeda dro i gyfnewid gair â rhai ohonynt. Mor rhwydd yw anghofio nad yw eto'n ugain oed. Erbyn hyn, ac yntau yma ers sbel, mae'n ei deimlo'i hun yn setlo i rythmau'r dref a'i phobl ac er bod hynny'n gysur, mae'n pryderu hefyd am golli hylif ei hunaniaeth drwy'i fysedd. Yn ei lythyr nesaf at Isgarn, bydd yn gofidio'n ddirfawr wrth sylwi fod ei acen yn

---

[7] Enillodd Kathleen Williams dair cadair yn olynol mewn eisteddfodau ieuenctid ym Mhorthmadog ar ddechrau'r 1920au. Adeg cyhoeddi'r nodyn hwn ym 1921, roedd yn ddeunaw oed ac newydd ennill Cadair Madog am bryddest i gastell Harlech:

Dy dyrrau sy'n dŷ i'r dylluan
A'i chwynfan yn atsain yn brudd,
A'r brain uwch dy ben fel ysbrydion
Ymdroellant yn ddiflin a rhydd ...

newid i gydymffurfio â'r dafodiaith a glyw o'i gwmpas mewn gwaith a gŵyl, ond yn prysuro i sicrhau ei athro barddol mai Cardi 'o ddyfnder enaid' ydyw o hyd, serch hynny.

Fel y gŵyr llawer ohonom, ac fel y gŵyr aelodau o'r gymuned LHDTC+ yn fwy na'r rhelyw, gall bod mewn tref neu ddinas newydd roi cyfle i ailgyflwyno'n hunain heb gydnabod bore oes a'u rhagfarnau i'n cyfyngu. Yn y gyfrol *Queer London* gan Matt Houlbrook, archwilir y gydberthynas rhwng dod o hyd i'r hunan ac arbrofi gyda hunaniaeth ac arferion rhywiol, a'r profiad o ddod i adnabod daearyddiaeth lle newydd – 'the tale of the big city as a space of affirmation, liberation and citizenship – the city as a queer space'. Nid Llundain mo dref fechan Caernarfon; ond ar drothwy'r 1920au mae'n gryn bellter o gymunedau gwledig y Mynydd Bach hefyd. Dyma Prosser, yn y Gogledd am y tro cyntaf yn ei fywyd, heb eto gyrraedd yr enwogrwydd cenedlaethol a ddeuai iddo yn y man. Mae yna gyffro yn ei led-anhysbysrwydd newydd-anedig. A thra gwelir adleisiau o'r hyn a ddywedir am y ddinas fawr ym mywyd newydd y dref fach, mae hynny ynddo'i hun yn ddadansoddiad gorsyml. Oherwydd tra mae disgrifiadau o'r ddinas yn nhermau rhyddid yn gyffredin, felly hefyd – fel y noda Houlbrook – y mae'r profiad dinesig fel peth sy'n estroneiddio, sy'n chwydu pobl allan, sy'n *beryg*. Felly gellir dadlau fod y dref fechan yn ofod saffach na'r ddau eithaf; yn ddigon mawr i rywun beidio â thynnu gormod o sylw ato'i hun ac eto'n ddigon dinod ac anghysbell i beidio â chyffroi gwyliadwriaeth awdurdodau llym.

Sylwaf yma mai meddwl am Prosser yn cerdded y byddaf yn aml, er bod ei alwedigaeth fel newyddiadurwr a bardd yn un sy'n ei dynnu ar gadair at ddesg neu dân. I mi, teimla, rywsut, fel y ffordd naturiol i'w osod yn ei amgylchiadau, a cheisio disgyn i'r un strydoedd ag o i briodi enwau ag wynebau, llinellau â lleoedd. Yn yr amgylchfyd trefol y daeth i'w adnabod wrth ddod i Gaernarfon, mae'n cerdded i'r dychymyg yn null *flâneur*, yn suddo i'r hyn sydd o'i gwmpas nes bod y dref yn ymestyniad o'r hunan. O'i wraidd yn *flana* yr Hen Norseg, rhyw grwydro digyfeiriad yw swyddogaeth y *flâneur*, ac eto erbyn poblogeiddio'r term yn y bedwaredd ganrif ar bymtheg, gyda dealltwriaeth nad diogi neu ddifaterwch sy'n cymell yr igam-ogamu hwnnw trwy'r strydoedd, y caffis a'r parciau. Artistfardd yw'r *flâneur* perffaith, medd Charles Baudelaire; arsyllwr angerddol, dehonglwr, drychfeddwl un-dyn i'r dorf fawr a phrysur. Mae'i ymennydd ar waith mewn modd sy'n ei osod ar wahân i loetrwyr cyffredin y stryd; a dyn ydyw ym meddwl yr awdur Fictoraidd bob amser, wrth gwrs. Mae lle menywod fel crwydriaid strydoedd yn dal i fod yn ansad heddiw.

Yn y flwyddyn 1920 Diwygiad Labouchere, Adran 11 Deddf Diwygio Cyfraith Droseddol 1885 sy'n troseddoli 'anweddustra dybryd' (*gross indecency*) yn y DU ac at ei gilydd, cyfraith a ddefnyddir i ddwyn achosion yn erbyn dynion cyfunrhywiol lle nad oes modd profi'r drosedd o sodomiaeth. Dyma'r ddeddf a daflodd Oscar Wilde o anterth ei lwyddiant i gell carchar ym 1895. Mae bodoli fel person cwiar yn drosedd yn erbyn Cyfraith Prydain Fawr, ac felly y bydd am gyfnod hir – dros ddeugain mlynedd – wedi'r adeg hon. Pe cerddai Prosser y strydoedd hyn yn y flwyddyn 2024, fe fyddai'n gweld hysbysebion ar gyfer digwyddiadau Clwb Ieuenctid LHDTC+ yr elusen digartrefedd GISDA, a phe bai arno awydd, fe allai ymuno â chlwb darllen Llyfrau Lliwgar ym Mangor i drafod llenyddiaeth gwiar gyfoes. Gallai hefyd ymuno yn rhialtwch ail orymdaith Balchder Caernarfon oedd yn sbloetsh o liw ar strydoedd y dref yn ystod mis Mehefin. Ond rhwng y Brenin Edward II (1284-1327, cyndaid pell yr Edward hwnnw a gyfarfyddom ar drothwy pafiliwn Pont-y-pŵl) a'r gwychbethau hyn, gagendor niwlog sy'n agor o'n blaenau wrth chwilio am 'Caernarfon LGBTQ+ History' ar y we. Digofnod – ond nid absennol – yw cymaint o'r hanes hwn.

Wrthi'n darganfod ei hun y mae Prosser; felly hefyd Morris, ac mae'r ddau yn taro ar ei gilydd ar yr adeg iawn. Mae'n debyg nad oes gan y ddau ohonynt bwyntiau cyfeirio cryf ar gyfer yr hyn fydd yn tyfu rhynddynt a'r argraff a geir o lythyrau diweddarach sy'n bwrw golwg yn ôl yw i'w cyfeillgarwch glòs ddatblygu'n garwriaeth dros gyfnod o fisoedd lawer; ac nad yw'r iaith i ddisgrifio'r hyn sy'n tanio rhyngddynt ar gael yn barod iawn iddynt. Mewn llythyrau o 1923 yr eir i fanylder arnynt ym mhenodau 7 ac 8, fe glywir Prosser – er ei ddawn fel llenor a bardd – yn dal i ymbalfalu am y ffordd orau o ddisgrifio'i berthynas â Morris. Mae iaith hunaniaeth yn glogyrnaidd, hyd yn oed yn ein hoes anneuaidd ni; anos fyth dod o hyd iddi yn nauddegau'r ganrif ddiwethaf.

Aiff heibio i adeilad urddasol Llyfrgell y Sir wedi disgyn o Dwtil i'r dref, gyda swyddfa'r llyfrgellydd (a'r dramodydd adnabyddus) Gwynfor wrth ei chanol. Daeth eisoes yn gynefin â'r seiadau melys yn y stafell honno; daw yma yn aml o'i waith ar y Maes a threulio oriau yng nghwmni beirdd ac ysgolheigion, actorion, pregethwyr ac athrawon. Yno daw i adnabod rhai fel John Richard Morris, y cyn-löwr a fu'n rhedeg siop llyfrau Cymraeg yn Lerpwl cyn symud yn ei ôl i'r ardal;[8] Beriah Gwynfe Evans, gŵr y bydd yn dadlau'n chwyrn ag o am lenyddiaeth ond y caiff gyngor cyfreithiol anhepgor ganddo hefyd ar adeg heriol ymhen blwyddyn neu ddwy; ac Anthropos, y pregethwr a'r llenor adnabyddus sy'n hynod garedig ac anogol wrth sgwenwyr ifanc. Mae haearn yn hogi haearn wrth eingion desg Gwynfor; yn y dadlau a'r beirniadu mae hyder Prosser yn ei farn a'i lais yn miniogi. Caiff fenthyg llyfrau hefyd, ac awgrymiadau ar ba rai i roi cynnig arnynt gan y llyfrgellydd huawdl a gwybodus. Mae Meuryn yn troi yn yr un cylchoedd, ei gyd-weithiwr a'i gystadleuydd yn swyddfa'r *Herald* – bydd statws Meuryn fel bardd yn dod i effeithio ar hierarchaeth y papur ac yn arwain yn y pen draw at newidiadau mawr ac arwyddocaol ym mywyd Prosser; bydd hefyd yn tynnu Meuryn i'w ben ar fwy nag un achlysur ac nid heb reswm da. Ond am y tro, dyma fardd arall sy'n dechrau gwneud argraff, ac sydd felly'n gydymaith ac yn gyfaill difyr.

Egyr dŵr isel y Fenai o'i flaen wrth iddo gyrraedd Porth yr Aur a'r

---

[8] Âi J. R. Morris yn ei flaen i agor siop lyfrau yng Nghaernarfon ei hun ym 1933. Ysgrifennodd am ei brofiadau yn y gyfrol *Atgofion Llyfrwerthwr* (1963).

promenâd; mae'r gwynt yn ei daro o'r newydd wedi cysgod cymharol adeiladau uchel y Stryd Fawr a chaiff chwalp o aroglau mwd llanw isel, carthion a gwymon i'w ddeffro o'i fyfyrdod wrth i'r gwylanod godi a disgyn yn yr hanner golau, gan ffraeo dros dameidiau dyddodion y llanw. Sadia'i hun trwy osod ei ddwylo ar gerrig oer y wal fôr a chraffu ar arfordir Môn. Mae'i fywyd yn dechrau sadio hefyd, wedi glanio yma flwyddyn yn ôl, erbyn hyn. Clywsom am ei gyfeillion lawer, a gwyddom fod un cyfaill yn gwthio i'r blaen, yn dod yn fwy na chyfaill – yn enaid hoff cytûn, yn fan ymddiried i'w ofnau a'i obeithion dyfnaf. Mae 1921 ar y trothwy, blwyddyn y bydd y ddau ŵr ifanc yn ei chario hefo nhw am weddill dwy oes fer; blwyddyn sy'n fwy na blwyddyn – sy'n fyd cyfan o fewn deuddeng mis; blwyddyn angerddol a ddaw yn y pen draw i gynrychioli rhyw freuddwyd gwrach am yr hyn a allai fod wedi bod, rywdro.

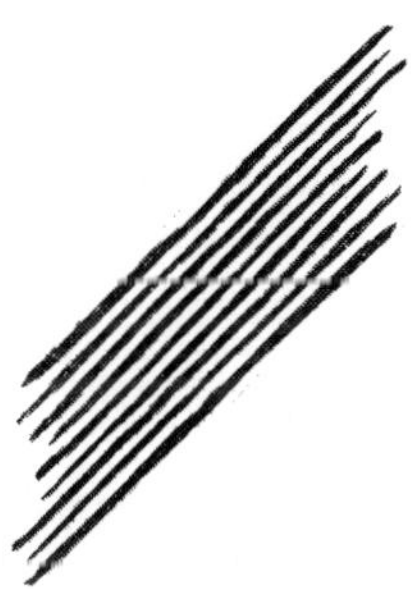

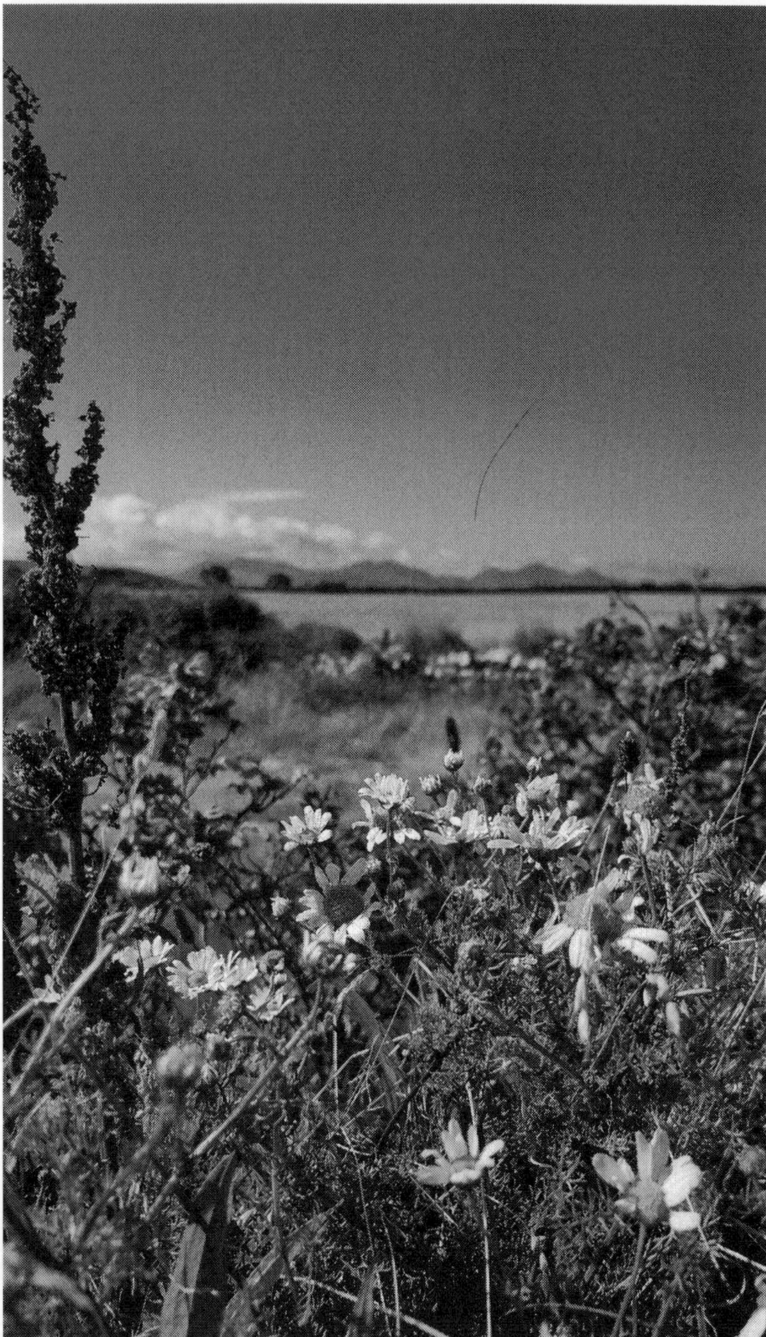

PENNOD 6

GWAIR

Tonypandy, Cwm Rhondda, y pedwerydd dydd ar hugain o Awst 1927. Mae'n ddiwrnod stormus wrth i ŵr ifanc sy'n ofni ei fod ar fin marw ysgrifennu ei lythyr olaf, cyn ei selio mewn amlen gydag enw ar ei thu blaen – Edward Prosser Rhys, Aber Ystwyth.

1985, ac mae un o awduron mwyaf blaenllaw'r Gymraeg yn marw yn Ninbych. Ymhen ychydig amser, daw casgliad anferth Kate Roberts o bapurau i ddwylo Llyfrgell Genedlaethol Cymru yn Aberystwyth er mwyn eu catalogio a'u cadw. Priodolir y rhif adnabod 4213 i amlen denau, ddisylw; amlen sydd heb ei hagor, ei chynnwys heb ei weld na'i ddarllen ers bron i drigain mlynedd. Ni chyrhaeddodd erioed law Prosser, ac ni fentrodd Kate ei hagor i'w darllen wedi marwolaeth ei gŵr ym 1946. Ond fe'i cadwyd yn ddiogel ac yma y mae, ar y bwrdd o fy mlaen.

O'i throi drosodd, gwelaf fod yr amlen wedi'i selio gyda thri blotyn cŵyr. Amlen bwysicach na'r cyffredin, fel pe bai'n dal deddf neu ewyllys – byddai'n hawdd dweud pe bai rhywun wedi ymyrryd â hi er mwyn darllen y cynnwys cyfrinachol. Mae bron i ganrif wedi brownio'r cŵyr yn dywyll, nes bod y tri thamaid yn edrych yn frawychus o debyg i ddiferion gwaed ar y papur golau. Ni thorrwyd mohonynt er bod un wedi cracio ohono'i hun; mae'r amlen wedi'i hagor â chyllell neu siswrn ar hyd ei hochr uchaf. Amlen fechan ydyw – mae'n eistedd yn dwt yng nghledr fy llaw. Wrth dynnu'r dalennau brau o'u nythfa, gwelaf fod llawysgrifen Morris yn un bigog o'i chymharu â llif crwn llythrennau Prosser; yn dal at ei gilydd yn rhesi twt lle bydd mynegiant Prosser yn lledu ar hyd y papur wrth iddo frysio i ben ei lith cyn dal y post. A phan fo'r inc yn sychu yn ei ysgrifbin, aiff Morris yn ei ôl yn ofalus i olrhain siâp y llythyren eto.

Oedwn gyda'r ddogfen ddramatig, athrist hon, er mwyn ei darllen a'i hamsugno. Yn un peth, dyma Morris yn ei lais ei hun yn cyfarch Prosser. Nid yw'r llythyrau a dderbyniodd Prosser gan Morris yn y 1920au ymhlith ei bapurau, er bod llythyrau Prosser ei hun wedi'u cadw'n ddestlus gan y llall. Go brin fod gobaith y daw llythyrau Morris i'r golwg erbyn hyn; dyma'r unig enghraifft o'r cyfnod tyngedfennol hwnnw, a rhaid diolch am ei oroesiad i'r ffaith nad anfonwyd mohono erioed.[9]

Mae'r llythyrwr yn gwbl argyhoeddedig ei fod wrth ddrws angau ac mai dyma'i gyffes; ei gyfle olaf i fynegi'i hun wrth un a garodd ac a'i carodd yntau yn anad pawb a phopeth arall. Mae'i synhwyrau'n ein cwmpasu wrth iddo ddisgrifio'r mellt a tharanau'n torri uwchlaw'r cwm, 'fel pe i bwysleisio pa mor dila yw dyn'. Cyflwr ei galon yn benodol sy'n poenydio Morris, er ei bod yn bur amlwg ei fod hefyd yn ysgrifennu o drobwll iselder neu orbryder. Mae'n nodi fel y bu i amryw ddoctoriaid geisio'i ddarbwyllo ei fod yn holliach, 'a phrofasant unwaith yn rhagor nad ydynt yn da i ddim o bwys'; mae'i arddull lythyrol yn raenus a diferyn o hiwmor yn dawnsio dan yr wyneb er gwaetha'r pwnc macâbr. Aiff rhagddo i fyfyrio, wrth weld ei adlewyrchiad yn y drych o'r man lle mae'n eistedd i ysgrifennu, ar fyrder oes dyn; a chenfigenna'n hallt wrth y rhai hynny sy'n 'ddigon o freuddwydwyr' i gredu fod bywyd ar ôl marwolaeth, gan ddatgan ei anffyddiaeth yn foel a diamwys.

---

9 Dyma'r llythyr sydd wedi'i gynnwys yn gyflawn fel atodiad ar dudalen 175.

Yna, fel folta soned daw'r 'Ond'. 'Ond heno', medd, 'carwn ddweyd wrthyt pa mor hoff gennyf yw bywyd.' Er gwaetha'r hyn y mae'n siŵr sy'n ei aros, mae'n cydnabod iddo gael pleser mewn bywyd, ac mai'r peth pwysicaf ac anwylaf oll iddo fu cwmnïaeth cyfeillion. 'Yr wyf yn caru fy nghyfeillion', medd, 'a phe'm dewis gawn nis gadwn fyth.' Sonia hefyd am ei rieni – 'r[h]ieni na ellid rhagori arnynt fel rhieni' – a'i frawd a'i chwaer, Hannah a Dafydd, 'yn cwblhau'r aelwyd ddedwydd er ein holl helbulon'. Cresiendo'r llythyr yw'r paragraff hwn wrth iddo gyrraedd, heibio i gyfaill a chydnabod a pherthyn, at Prosser:

> Pe ceisiwn ni fedrwn fynegi'r cariad a deimlaf tuag atat ti. Tydi roddod [sic] ail fywyd imi. Fe ei di dros yr yrfa i gyd yn dy feddwl ac heno daw deigryn i'm llygaid wrth feddwl am hynny[,] ond y pryd hynny ni bydd y cyfan yn ddim i mi. Ni raid i mi ymhelaethu dim wrthyt ti canys fy [sic] ddywed dy galon bopeth wrthyt.

Aiff yn ei flaen yn y cymalau dilynol i siarsio Prosser i sôn wrth Kate Roberts (sylwn fel y defnyddia gyfenw ei ddarpar wraig yn rhyfedd o ffurfiol yma – wrth gwrs, nid oeddent bryd hynny'n briod nac yn byw dan yr unto)[10] am gynnwys y llythyr, ac i gasglu ei lythyrau ynghyd i'w cyhoeddi. Mae'n meddwl am y nofel a'r ddrama sydd ganddo yn y ddrôr – tybed a fydd y rheiny'n cael eu cyhoeddi a'u dadansoddi gan gynulleidfaoedd rhyw ddydd? Ond yna – 'pa beth a fydd hynny i mi? Dim.' Wrth ymgyrraedd tua'r paragraff clo mae'r ysgrifennu'n colli gafael arno'i hun ac yn rhuthro'n wyllt tua'r terfyn, fel pe bai Morris yntau'n colli gafael ar ei bwyll wrth ei ysgrifennu.

---

[10] Mae cymysgfa o ffurfioldeb cwrtais a chariad angerddol yn y modd y mae Morris yn cyfeirio at Kate yn y llythyr hwn, awgrym efallai nad priodas gonfensiynol hollol oedd eu priodas nhw. 'Efallai mai da i ni beidio cyd-fyw', medd, 'canys buasai arnaf ofn priodi rhag difetha ein llawenydd. Gobeithio y bydd ambell atgo am Gwm Nedd a Chraig y Dinas ac afon Dyfi a Chastell Dinas Brân yn rhoi llawenydd iddi nes dêl ei dydd hithau i ben.'

Rwyf innau hefyd yn fy nheimlo fy hun yn colli gafael ar synnwyr wrth suddo'n nes at hanfod yr hyn a fodolai rhwng y ddau ŵr ifanc hyn, ganrif yn ôl. Tuag adeg ysgrifennu'r bennod hon, rydw i'n darganfod *A Ghost in the Throat*, cyfrol gan Doireann Ní Ghríofa sy'n olrhain ei pherthynas bersonol â llefarydd un testun benywaidd penodol yn yr Wyddeleg, 'Caoineadh [Galarnad] Airt Uí Laoghaire', sef y bardd Eibhlín Dubh Ní Chonaill. Yn ei chwilio parhaus, meddai mewn un cymal, mae'n lluddiedig oherwydd iddi ei habsenoli ei hun o'i bywyd ei hun er mwyn ymbresenoli yn nyddiau un arall. Hunanamau y mae ei hymdrechion i addurno manion moel yr ychydig ffeithiau pendant sydd ganddi am fywyd y bardd â lliwiau dynoliaeth a benywdod. 'How dare I pry on the private moments of a life,' meddai, 'stitching frills where the pattern calls for no such thing?' Mae gan Ní Ghríofa, fel sydd gen i, awydd i wrando rhwng y llinellau cyhoeddus hynny am y sibrydion o bethau eraill.

Ond mae'n gymhleth. Pa hawl sydd gen i, nac unrhyw un arall o ran hynny, i dwrio yn y geiriau hyn a gyfansoddwyd dan deimlad dwys un noson ddrycinog, a'u cau – eu cloi, yn wir, gyda chŵyr tawdd poeth – o'r golwg a heb fwriad iddynt gael eu darllen gan enaid byw oni bai am un? Ysgrifennais innau mewn gwewyr bethau nad ydynt i neb, ond i mi fy hun; ysgrifennais innau hefyd negeseuon yr edifarais eu gyrru ar unwaith, ac y rhown y byd am eu llusgo gerfydd eu hatalnodau o geudwll amser; y llythrennau yn dawnsio o'r sgrin ac yn eu holau trwy flaenau fy modiau. Mae'r rhain gennym oll. Pa sawl gwaith y gwelsom ffigyrau amlwg, boed gam neu gymwys, yn cael eu dal yn atebol am bethau annoeth a rannwyd ar eu cyfrifon cyfryngau cymdeithasol cyn iddynt ddod yn enwog? Ni fyddaf, er nad oes gen i ddim byd i'w guddio fel y cyfryw, yn gadael fy laptop a'm ffôn i'w catalogio'n dwt yn archifau Llyfrgell Genedlaethol Cymru. Oherwydd mae rhai pethau'n haeddu cysgu.

Dychwelaf at hyn.

Dychwelaf at hyn, sef na chafodd stori Prosser a Morris orffwys erioed. Ni fu eu hanes yn beth preifat o'r dechrau'n deg; ni fu adeg nad oedd sibrydion yn dilyn eu hynt dros y ganrif a fu. Daeth y llythyr i'r casgliadau yn Aberystwyth heb ei agor, ac fe rwygwyd yr amlen bryd hynny, er mwyn disgrifio'r cynnwys a'i gadw. Dehonglwyd, ailddychmygwyd; ac yn y weithred greulonaf, o bosib, sensorwyd. Sisyrnwyd, llosgwyd bylchau bwriadol yn eu hanes. Penderfynais innau y byddwn yn dod atynt â chariad a thynerwch. Nid fy lle i yw penderfynu i ba raddau y llwyddaf i wneud hynny, ond mynnaf freuddwydio iddynt realiti, am fod hwnnw wedi ei gymryd oddi arnynt. Gwn, am fod y llythyr yn nodi hynny, mai cymylau bygythiol, taranllyd a ruai uwch Cwm Rhondda ar y noson honno o Awst ym 1927 – ond mynnaf le i freuddwydio hefyd fod haf 1921 gyda'r hirfelynaf a fu, a chyffro'u cariad ifanc fel cyffro unrhyw gariad ifanc arall, er byrred ei hoedl.

Trydydd caniad 'Atgof' yw'r mwyaf arwyddocaol dan chwyddwydr heddiw. Penderfynodd ein llefarydd ymwrthod â'r mercheta a'i gadawsai mor gymysglyd ei feddyliau yn yr ail ganiad, gan ymroi i Gyfeillgarwch. Y llinellau hyn sy'n gyfrifol am beri i Prosser Rhys ddod yn eicon cwiar yn y cyfnod diweddar; yn y caniad hwn y mae ymdrechion y llefarydd i ymgyrraedd at wastatir uchel y berthynas blatonaidd yn cael eu trechu gan ysfa rywiol sy'n ei arwain i freichiau llanc penfelyn ar noson o haf, pan fo'r gwair crin yn pensythu yng nghaeau Llanfaglan.

Efallai y dylwn ddiamwys ddatgan yn y fan hon yr hyn sy'n amlwg, sef mai Morris T. Williams yw'r llanc penfelyn hwnnw. 'Dywedir', medd rhai – 'awgrymir', neu 'y mae si'. Profiad real yng ngwisg barddoniaeth a geir yma, yn agos at y gwir noeth. Diarddelaf yr eirfa amhendant am mai geirfa cywilydd ydyw; geirfa chwilfrydedd papurau tabloid yr oes hon.

Dychwelwn eto i Gaernarfon, ac mae'n benllanw haf. Os oes Awst siomedig wrth y drws, mae'n Orffennaf godidog a'r cynhaeaf gwair yn gynnar, fel y tystia dyddiadur Griffith Thomas o Ael-y-bryn yn y Rhiw (Llun 4 Gorffennaf – 'Cario gwair yn Tan y Ffordd darn isa cae nesa i

Conion a hanner cae dan ty'; Mercher 6 Gorffennaf – 'Gorffan cael y gwair yn tan y Ffordd'; Iau 14 Gorffennaf – 'Torri gwair yn Baron Hill' ... ac felly ymlaen). Rydw i'n dal y prawf bychan o desogrwydd y mis hwnnw yn llaw'r gwerinwr o Lŷn fel rhodd yn fy nwrn; mae'n cadarnhau'r hyn a welaf yn fy mreuddwyd, a'r hyn a ddarllenaf yn nhrydydd caniad 'Atgof'.

Dewisir y caeau isel rhwng Clwb Golff Caernarfon ac Eglwys Baglan Sant yn dir âr hyd heddiw; caeau y mae eu henwau ar yr hen fapiau degwm yn rhowlio'n grwn ar dafod – Llain Hir, Cae Cefn Ysgubor, Cae'r Borth, Buarth Cae'r Borth, Cae Buarth y Coed, Gwynhinfryn Bach, Gwynhinfryn Ganol, Gwynhinfryn Fawr. Mentraf gredu fod y tenantiaid sy'n amaethu'r caeau hyn ym 1921 yn dal i ddefnyddio rhai o'r enwau hynny, a'u bod hwythau, fel Griffith Thomas, yn cadw cofnod cryno o'r gwaith a wnaed, fesul diwrnod.

Bu'r haul tanbaid a'r wybren ddigwmwl yn melysu'r cnwd ers tridiau a'r ystodiau'n cael eu troi, troi, a'u troi eto â phicweirch i sicrhau fod pob blewyn yn sychu. Bu holl ddwylo'r fferm wrth y gwaith o gasglu drwy'r dydd, yn codi'r aur o'r sofl pigog i'w hel yn llwythi. Rhwng cyfnodau o dawelwch dygn byddai cân neu chwerthin yn codi fel murmur adar ac yn taenu'i hun ar hyd y caeau, ac o bryd i'w gilydd, byddid yn rhoi'r offer o'r neilltu ac yn arwain y ceffylau i yfed o gafn neu nant, a'r gweithwyr hwythau yn ailegnïo gyda thafelli helaeth o fara ffres a phaneidiau te melys wedi'u tywallt o ystên ym monion y cloddiau a'r coed. Dros y wlad, a'r tu hwnt, bu criwiau tebyg o amaethwyr wrth yr un gwaith, yn cribinio'r erwau am gynhaliaeth y da at y gaeaf nesaf. Ac yma a thraw, yn siglo'n beryglus yn yr adwyon cul ac yn codi llwch o'r llwybrau rhwng dôl a buarth, yr un certi trymlwythog fu'n ymlwybro tua'r das ar y ffermydd oll, cyhyrau'r cesig yn un â'u harneisi a'u byclau a'u pedolau'n clindarddu. Ond mae gosteg ar yr awel erbyn hyn, a gwaith y dydd yn arafu; cymalau'n cloi wrth oeri, a'r ceffylau'n cael eu dadfachu o'r certiau a'u porthi. Aeth y lleisiau o'r caeau ond mae aroglau'r gwaith yn darth dros bopeth; aroglau lledr a chrinder, a chwys.

A dyma nhw'n dod, fraich ym mraich ar hyd y ffordd sy'n glynu'n dynn yng nglan y Fenai. Prosser a Morris. Yr is-olygydd a'r teiposodydd. Y ddau gyd-letywr, y ddau gyfaill, y ddau ddadleuwr tanbaid. Dau na wn yn iawn i ba raddau y datblygodd eu perthynas hyd yma'n garwriaeth, dim ond mai yn ystod un o'r hwyrbnawniau poeth hyn ym 1921 yr echdorodd eu hatyniad at ei gilydd yn chwant. Pa sawl ennyd a fu cyn hyn o law yn lled-gyffwrdd llaw, rhyw ddamweiniau bwriadol i godi ysfeydd nad yw'r ddau yn eu llawn ddeall? Pa gyffro sydd ar gerdded yn eu gwneuthuriad; pa drymder neithdarog ym mhopeth o'u cwmpas sy'n gwneud heddiw'n wahanol? Pa sawl gwaith yn yr wythnosau a fu y deisyfodd un neu'r llall o'r ddau gael clymu gwefus am wefus, corff am gorff, heb fentro'n iawn heibio i'r trothwy dieiriau? A'r nosweithiau hir yn rhannu'r un gwely, heb gyffwrdd, yn tawel ddilyn patrymau preniau'r to cyn dyfod cwsg anfoddog.

Ni fu prinder angerdd o fathau eraill yn ddiweddar chwaith; yn poethi'u sgyrsiau ar hyn o bryd mae brwydr Iwerddon am ei hymreolaeth. Ar 8 Gorffennaf datganodd Lloyd George ac Éamon de Valera ar y cyd – y naill yn Llundain a'r llall o Ddulyn – y byddai cadoediad yn dod i rym ar unfed dydd ar ddeg y mis, wedi canrifoedd o wrthdaro gwaedlyd. Ar noswyl y cadoediad hwnnw cafwyd ymosodiadau ym Melffast gan ladd 17 o bobl; y gwrthdaro hwnnw a ddaeth yn enwog fel Sul y Gwaed. Mae'r cenedlaetholwr yn Prosser yn cychwyn ystwyrian ac efallai mai personoliaeth fwy addfwyn a darostyngedig Morris yn wyneb y trais a'r lladd sy'n achosi iddynt ddadlau'n danbeitiach na'r arfer, hyd yn oed.[11] Ond mae'n gadoediad heddiw – yn y byd ac yn eu sgwrs.

[11] Mewn ysgrif ganddo ym mhapur *Y Darian* yn Ionawr y flwyddyn ddilynol, gyda'r rhan fwyaf o ynys Iwerddon wedi'i datgan yn weriniaeth rydd ar 6 Rhagfyr 1921, mae Prosser yn dangos ei liwiau'n ddiamwys ar y frwydr i ennill ei hannibyniaeth, ac o ymdrech Iwerddon fel patrwm i sefydlu Cymru rydd. 'Tro Cymru yw hawlio ymreolaeth yn awr', medd, 'ac y mae ganddi lawer i ddysgu oddiwrth Iwerddon.'

Yn hwyr, hwyr, wedi dychwelyd i'r tŷ a chael te, a pharatoi at y gwely, a noswylio'n dawel, a dechrau breuddwydio; wedi hynny oll a mwy – wedi blwyddyn o gydletya, o ymrysona barn a chydchwerthin. Wedi yfed o ryfeddod y noson hon, mor naturiol y llifant ym mreichiau cwsg i freichiau ei gilydd.

Yn eu hanner ymwybodaeth gysglyd, dan gyfrinachedd nos mae'r ddau yn dechrau canfod ei gilydd o'r newydd, yn swil archwilio cyrff ei gilydd â dwylo crynedig. Yn plymio i ddyfnder rhywbeth newydd, dychrynllyd a gwefreiddiol.

'Roedd rhyw gyfathrach agos a chyfeillgarwch angerddol rhwng Morris a Phrosser', meddai Caradog Prichard wrth hel atgofion mewn anerchiad yn Eisteddfod Genedlaethol Bangor 1971. Mae'n cofio cael ei hudo gan y ddau; yn cofio deisyfu am fod yn rhan o'r hyn a rannent. Disgrifia'i hun fel 'rhyw hogyn bach llwfr a diniwed' a gawsai ei fabwysiadu ganddyn nhw 'fel rhyw frawd bach'.

Roedd Caradog rai blynyddoedd yn iau, ac ef fyddai olynydd Prosser yn ei swydd gyda'r *Herald*. Gellir dychmygu'r hogyn ifanc un ar bymtheg oed, yn gyw bardd ac yn llawn rhamant am y ddau hŷn a'u siarad mawr am bynciau'r dydd, am wleidyddiaeth ac athroniaeth a llenyddiaeth. Clywaf innau arlliw o genfigen tuag at rywbeth mwy a arnofiai rhyngddynt, na wyddai'n iawn ond y dyfalai, efallai, yn ei gylch. Hwyrach y gwyddai'n iawn, hefyd, ond na ddymunai roi enw iddo ar goedd. Flynyddoedd yn ddiweddarach roedd Caradog yn dychwelyd o India lle bu am ddwy flynedd olaf yr Ail Ryfel Byd, yn gweithio i'r Swyddfa Dramor Brydeinig yn Delhi. Yn rhywle ar y môr rhwng acw ac yma, daeth syniad drosto wrth feddwl am ei hen gyfeillion yn Sir Gaernarfon ei ieuenctid – Prosser erbyn hynny yn ei fedd, a Morris heb fod yn bell ar ei ôl:

> Ymhen sbel ar ôl dychwelyd mi sgrifennais i ddrama lle'r oeddwn i'n disgrifio Prosser a Morris a minnau'n glanio ar yr Ynys Hud yma

> ac yn cael rhyw ail-gynnig ar fywyd arni. Ond yn wir i chi – 'roedd y plot mor gymhleth fel nad oes obaith y perfformir hi nes bod y theatr wedi cael rhyw hanner canrif arall o ddatblygu technegol, a bwrw ei bod yn cael ei hail-wampio a bod rhyw ddewin tebyg i John Gwilym Jones ar gael yr adeg honno i'w chynhyrchu.

Mae rhywbeth yn gryf ac yn nwydus am syniad Caradog; yr Afallon bellennig hon lle gallai nid yn unig Prosser a Morris ond yntau hefyd fyw heb ofn; mewn rhyddid llwyr. Dechreufan o'r newydd, sgwrio'r llechen yn lân ar ynys ddifeirniadaeth. Ac ai diffyg datblygiadau technegol, mewn difri, a lesteiriai'r ddrama honno rhag cael ei pherfformio yn yr oes oedd ohoni ynteu prinder datblygiadau o fath arall – safbwynt a barn cymdeithas? Nid ar ddamwain chwaith y dewisodd fod yn rhaid cael rhywun tebyg i'r 'dewin' John Gwilym Jones yn gyfarwyddwr ar y ddrama arfaethedig honno yn y dyfodol pell. Gwyddai y byddai yntau'n deall, yn sensitif.

Mewn ymdriniaethau gan John Rowlands – a'u disgrifiodd fel 'ychwanegiadau goramlwg i foddi'r moesolwyr ymysg beirniaid 1924' – a chan eraill ers hynny, tueddwyd i weld llais ceryddgar y sonedau italig yn 'Atgof' fel ymgais i gadw dysgl y gerdd yn wastad. Roedd yr hunanfflangellu'n fodd o arddangos, o leiaf, nad oedd y llanc ifanc hwn o Gymro parchus yn llwyr ymfalchïo yn ei gampau rhywiol. Dyma hefyd yw'r dehongliad mwyaf deniadol wrth geisio portreadu Prosser Rhys fel eicon cwiar diymddiheuriad. Ond mae yna ddiffuantrwydd yn yr agwedd hon ar y bryddest; ychwanegu at y dryswch o emosiynau yn hytrach na chynnig datrysiad y mae llais yr arall. Cofir am Catullus, y bardd ifanc Rhufeinig, bron yn ceisio dyfnu'i hun oddi ar ei obsesiwn gyda'i gariad, Clodia, sy'n cysgu gydag amryw byd o ddynion eraill (a chwarae teg iddi; bu'r ymdriniaeth ohoni gan ysgolhegion yn llai na charedig). Mae'n cyfarch ei hun ar fydr, yn galw ar ei holl ewyllys i'w rwystro rhag dychwelyd i'w gwely:

Nawr, mae hi'n gwrthod. Rhaid i ti wrthod – ti hefyd:
paid â'i dilyn oddi yma, paid â byw bywyd ffŵl tlawd;
rheola dy galon, nac ildia di, a bydd galed fel haearn.[12]

Yr un emosiynau sy'n cael eu gwasgu yn nyrnau 'Atgof', a pha ryfedd? Os yw'r rhannau hynny o'r gerdd yn achosi darlleniad sydd fymryn yn fwy ffafriol ym 1924, dyna yw'r gwir ym mywyd Prosser hefyd – rhaid iddo guddio elfennau o'i bersonoliaeth er mwyn gallu byw a gweithio. *Mae* angerdd ac ysfa yn gweithio'n groes i ryddid dyn ym myd a bywyd y bardd hwn, ac *mae* rhywioldeb y tu hwnt i ffiniau diogel priodas heterorywiol yn rhywbeth i'w ffrwyno, os nad oes modd ei ddifa'n llwyr. Hwyrach mai gweld adlewyrchiad o lais y gymdeithas o'i gwmpas a wnawn yn y Rhywun sy'n annog y llefarydd ifanc i ymbwyllo rhag pechu yn ei erbyn ei hun.

Fy nheimlad erbyn hyn yw bod y gwir plaen yn dristach na hynny, hyd yn oed. Ond bydd angen i Prosser adael Caernarfon a dychwelyd i Geredigion cyn i ni gael mynd ar drywydd hynny.

Glania'r Eisteddfod Genedlaethol yng Nghaernarfon ar ddechrau Awst. Gellir dychmygu'r cyffro o fod â'r ŵyl fawr ar garreg y drws, y cyfleoedd i gyfeillachu â beirdd a llenorion a phobl ddiwylliedig o bob cwr o'r wlad. I Prosser, mae hefyd yn gyfnod llawn wrth ei waith, yn gohebu i un o bapurau tre'r Brifwyl.

Yn y pafiliwn – nid pabell symudol ond pafiliwn parhaol y dref – y cynhelir y prif weithrediadau, ond mae bwrlwm a chyffro'r ŵyl yn lledu hyd wythiennau'r strydoedd. Er gwaethaf grym y mudiad dirwestol, mae tafarndai'r dref yn gwneud cais llwyddiannus i gael agor yn hwyrach na'r arfer – tan ddeg y nos! – er mwyn diwallu'r llif o eisteddfodwyr sychedig. Bnawn Iau'r cadeirio, ceir araith arferol y Prif Weinidog, Lloyd George

[12] Catullus 75, o Saesneg Gilbert Highet.

– a bore Sadwrn, dadorchuddir cerflun newydd Goscombe John iddo ar faes y dref gan Billy Hughes, Cymro o Lundain sydd erbyn hyn yn Brif Weinidog Awstralia. Mae rhai yn cwyno i'r ddelw gael ei gosod mewn man llai amlwg ar y Maes nag un Hugh Owen. Nid yw'r gwylanod a'u baw yn gwahaniaethu rhwng y ddau. Aiff yr Eisteddfod rhagddi tan gymylau glaw ond fe'i gadewir mewn haul braf; yn nhywydd sâl dechrau'r wythnos fe welir y Gorseddigion heb eu gynau arferol ond yn eu dillad eu hunain wrth i Gwili ddatgan yn fwy gwleidyddol na'r disgwyl o'r Maen Llog mai lle'r Orsedd yw hyrwyddo heddwch byd-eang. Ceir gornestau llenyddol cryfion, ond llai o raen na'r arfer ar y canu, gyda dau gôr yn unig yn mentro i'r brif gystadleuaeth. Mae cystadlaethau dramâu yn rhan o'r arlwy am y tro cyntaf ers rhai blynyddoedd, a chaiff hynny ei groesawu gan rai a'i labyddio gan eraill. Traddoda Archesgob Cymru, llywydd y bore dydd Iau, ei araith yn Saesneg er gwaethaf galwadau arno i beidio. Cwyd wrychyn ei gynulleidfa ymhellach trwy annog awduron Cymru i droi at ysgrifennu yn Saesneg, a chaiff ei gyhuddo'n hallt o un o hoff droseddau'r papurau Cymraeg – Dic-Siôn-Dafyddiaeth. Diflannu yn rhidyll y wasg wna'r dal i fyny â hen ffrindiau, y cyfri bendithion a cholledion, yr anffodion bach dinod na ŵyr ond eisteddfodwr amdanynt, a'r cwyno am y tywydd – awyr ddu neu hindda.

Ar wahân i brysurdeb y gohebu, mae'n eisteddfod o bwys yng ngweithle Prosser am reswm arall, gan mai Meuryn, y golygydd newydd, yw enillydd y Gadair ar ei gynnig cyntaf amdani ddydd Iau gyda'i awdl, 'Min y Môr'. Mae'n swyno'r beirniaid ac mae'i chywyddau yn llithro'n rhwydd i gof gwerin:

> Gwelais long ar y glas li
> Yn y gwyll yn ymgolli;
> Draw yr hwyliodd drwy'r heli
> A Rhywun hoff arni hi ...

Yn fardd ar y llwyfan cenedlaethol ac yn ei le fel golygydd, Meuryn bellach yw eurfab *Yr Herald Cymraeg*; cyrhaeddodd, ac mae'n codi reng yn uwch na'r beirdd ifanc addawol eraill sydd ar gyflogres y papur. Caiff hynny draweffaith fuan iawn ar drywydd Prosser.

Ond arwyddocaol hefyd i'r blynyddoedd sydd o'i flaen yw'r hyn sy'n digwydd am dri o'r gloch ar bnawn dydd Mawrth, sef coroni'r Parchedig Albert Evans Jones – o Bwllheli gynt ond erbyn hyn, o Benmaenmawr – am ei bryddest i 'Fab y Bwthyn'. Dyma Cynan yn cyrraedd llwyfan yr Eisteddfod Genedlaethol y bydd yn aros arni yn ei amrywiol wisgoedd ac yn ei wahanol swyddi am hanner canrif bron. Mewn llythyr at Isgarn wedi'r Eisteddfod, dywed Prosser wrth ei athro barddol yr hyn na feiddia ei roi ar led ymhlith cydnabod Caernarfon, sef mai awdl blentynnaidd yw un ei gyd-weithiwr, Meuryn, er ei chynganeddu tlws. Gweniaith gohebydd sydd ar ei sylwadau yn rhifyn 23 Awst *Yr Herald* lle mae'n clodfori ei 'miwsig [...] dibendraw', ac yn nodi fel hyn:

> Y deyrnged oreu a fedraf i dalu i'r awdl yw fy mod yn bwriadu, ac yn llwyddo y naill ddydd ar ol y llall i'w dysgu o'r dechreu i'r diwedd ar dafod leferydd, fel y medrwyf ei hadrodd wrth y neb nas darllenodd lle bynnag yr af.

Mae'n fwy canmoliaethus o'r hanner tuag at 'Fab y Bwthyn' yn y llythyr hwnnw at Isgarn. Ac mae'n canu clodydd llawen iddi yn yr un golofn yn *Yr Herald* hefyd, gan grynhoi yn dwt yr hyn y ceisiai yntau ymgyrraedd ato mwyfwy yn ei waith ei hun wrth ddweud fod Cynan

> [...] yn disgrifio pobl a phethau yn hollol fel y gwelodd ef hwynt [...] Geill y bardd fod yn arlunydd, neu yn ffotograffydd.

Cyhoeddir yr awdl a'r bryddest trwy drefniant newydd mewn llyfryn bychan ar y Maes yn union wedi seremoni'r cadeirio. Mewn gwlad sydd wedi arfer â chyfrolau swmpus y *Cofnodion a Chyfansoddiadau* – a'r rheiny yn aml yn glanio fisoedd lawer wedi'r Eisteddfod – dyma ddatblygiad i'w groesawu, a cherdd i'w chroesawu am ei bod am y tro cyntaf yn mynegi ar gân brofiad gonest Cymro yn yr oes sydd ohoni, yn enwedig yn y gymdeithas sy'n dal i fod yn garpiau wedi'r rhyfel. Consuriodd Cynan y cyn-filwr dafarn yn llawn mwg, gwin a *jazz* fel llwyfan i gymalau agoriadol ei bryddest; aeth â'i ddarllenwyr hefyd i'r ffosydd y bu ef ei hun yn trybaeddu ynddynt ar wasanaeth gwlad a brenin, a defnyddio'i herfeiddiwch a'i realaeth fel moeswers a chri dros heddwch. Gwêl aml un fod craster yn llinellau llithrig Cynan, a'i fod yn barddoni pethau nad ydynt deilwng o farddoniaeth. Go brin, mae'n siŵr, fod gan Prosser unrhyw arlliw o syniad y bydd ef, gyda Caradog Prichard yn ddiweddarach, yn ymuno gyda Cynan fel un o strancwyr ifanc blin llenyddiaeth Gymraeg yn y degawd hwn; a bod y ddadl ynghylch priodoldeb thema i'w rhoi ar fydr yn rhag-gysgodi nid un ond dwy sgandal a ddaw; un yn fawr a'r llall yn fwy.

Tan gwmwl yr aiff Prosser o Gaernarfon am Aberystwyth un bore Sadwrn ar ddiwedd 1921. A Meuryn yn ei le, nid oes obaith iddo bellach gael ei ddyrchafu'n olygydd yn ôl ei uchelgais, ac felly gyda diwedd ei gyfnod ar staff *Yr Herald* daw ei gyfnod o gyd-fyw â Morris i ben hefyd. Tybed nad hynny yw asgwrn y ffrae danbaid, ddienw rhyngddynt yn rhywle rhwng hwyr y nos a chynnar y bore cyn iddo adael? Ffrae arall, eto fyth.

Ond wrth aros ei drên ym Mhorthmadog, wedi'r strach o fethu'i gysylltiad yn Afon-wen a gorfod disgwyl am y nesaf, dechreua'r niwl gilio o feddwl Prosser. Mae'n Nadolig, ac arwyddion hynny yn lleisiau a lliwiau'r lle. Ar y platfform oer, neu hwyrach wrth fochel am ryw hyd dan fondo cysurus y Queen's Hotel gyferbyn â'r orsaf, yr aiff ati i gyfansoddi ei ymddiheuriad gan gyfarch Gŵyl y Geni fel gŵyl o heddwch, a therfynu gyda siars dyner i'w anwylyd.[13]

---

[13]Cerdd ddi-deitl yw fersiwn Prosser.

YMDDIHEURIAD

i M. T. W.

Â Baban Mair ubain mae
Sain anghywrain fy ngeiriau.
Dager noeth yw'r deigryn hwn,
A dagerwyd a garwn.

Heno, ar Ŵyl y Geni
Boed i wên droi'th wyneb di'n
Un â'r Hedd; eleni rho
Artaith anobaith heibio.

Yma, hen ffrind fyn gymell
I dy gof adegau gwell;
A chofia'r un alara
O wneud dig â'th enaid da.

Rhagfyr 1921

2024

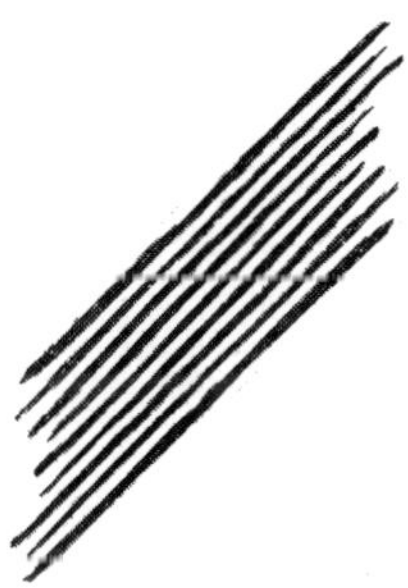

Y PEDWERYDD CANIAD

Aroglau gwymon sy'n cludo'r llefarydd i fyfyrdod ar y cyfnod wedi iddo ymroi i ymwrthod yn llwyr â Rhyw, ac aiff yn ei ôl i olygfa fendigedig lle mae'r haul hafaidd yn mwytho glesni'r môr, a thorfeydd o bobl ar draeth yn ei mwynhau. Daw cerddoriaeth fywiog o rywle, a chwerthin merched.

Mae'n llefarydd yn sylwi ar un o'r merched hynny, wedi'i gwisgo mewn gwyn ac yn mwynhau yng nghwmni ei chyfeillion; ac mae hithau'n sylwi arno yntau. Aiff pob pryder a loes o'i feddwl wrth iddi daflu gwên gynnes, swil i'w gyfeiriad. Heb feddwl bron, mae'n tyngu i'w charu, gan fynnu codi uwchlaw'r dryswch llwyr sydd rhwng Rhyw a Chariad. Creda y gall ladd Rhyw yr ennyd hon, y gall daflu deniadau'r cnawd ymaith trwy iddynt beidio torri gair na chydgerdded, na chusanu na chyffwrdd yn ei gilydd. Cariad hirbell fydd y cariad hwn; cariad lle y byddai dim ond ei gweld yn ei foddhau a'i ddigoni. Yn llygaid y ferch, gwêl ddealltwriaeth a mynegiant o'r un meddyliau â'i rai yntau, er nad oes sgwrs yn y byd wedi bod rhyngddynt.

Rhyfedda at y darganfyddiad newydd hwn; llygaid glas y ferch yn agor ar gyfrinachau'i chalon, a'i cham a'i cherddediad yn dangos nad oes un annifyrrwch yn perthyn iddi. Creda fod holl siomedigaethau Bywyd bellach yn disgyn ymaith, a'i fod wedi llwyddo i dwyllo a goresgyn yr *impasse* a osodwyd ar draws ei lwybr gan Ryw.

Ond o! mor ddiniwed ydoedd i gredu hynny. Aiff adref i'w wely y noson honno, a chael fod gweld y merched yn dychwelyd o'u nofio wedi cyffroi greddfau sydd ynghudd oddi mewn iddo, wrth iddo freuddwydio am amhuro'r cariad dilychwin a deimlodd gynnau, ac yn fwy na hynny, am gael pleser wrth wneud. A phan ddaw'r bore bach a'i borffor i'w ddeffro, mae'r cyfan fel craith ar ei gof, nes peri iddo wylo dros farwolaeth pob bwriad anrhydeddus a fu ganddo. Wrth ddychwelyd i lan y môr y pnawn hwnnw, fel pe na bai ei arteithiau yn ddigon o wybod yr hyn a wnaeth yn ei freuddwyd, mae'n dal llygaid y ferch, ac yn gweld euogrwydd amhosib yn llenwi ei llygaid hithau.

Dihanga rhag torfeydd a miri'r dydd i ganol coedwig, gan lefain am i Ryw gael y gorau arno unwaith yn rhagor. Rhedodd a rhedodd rhagddo, ond llwyddodd i'w ddal yn ei fagl bob tro. Mae'n herio'r Rhywun fu'n ei gyfarch cyhyd am esboniad, wrth roi'i ben i orffwys ar y ddaear yng nghysgod y coed a chlywed calon y ddaear ei hun yn cyffroi oddi tano, ac mae aderyn bach yn seinio'i gân o rywle. Yna daw'r llais.

Dyma ti, meddai hwnnw, yn plygu o'r diwedd i'r hyn sy'n anorfod; sef bod Rhyw ynot ti, yn rhan annatod o'th fodolaeth. Mae'n ei wawdio – dychmyga, meddai, pe byddai'r dderwen yn penderfynu rhyw ddydd ymwrthod â'r hyn sy'n rhoi iddi ei gwreiddiau, yr hyn a roddodd iddi fywyd a grymuster. Ni allai ymddeilio, ac fe fyddai'n crebachu ac yn marw. Rhin bywyd y llefarydd yw Rhyw, medd y llais; yr hyn sy'n caniatáu i ti a'th rywogaeth eu parhad. Ac er ceisio gwasgu'i rywioldeb o'r golwg fel peth drwg, nid drwg na da i gyd mohono mewn difri. Efallai, meddai, y bydd dilyn ei reddfau yn beth annoeth weithiau, neu'n groes i ragfarn. Y greddfau hyn, medd y llais, yw'r pethau sy'n rhaid eu derbyn; gorchmynion ydynt, a rhan greiddiol o Fywyd cyflawn a chywir, fel y dymunai Duw iddo fod.

Y straeon a ddaw i feddwl y llefarydd wrth glywed arogleuon mwg mawn, pridd, gwair a gwymon, meddai, yw'r cosbau sy'n rhaid eu derbyn am geisio gwrthryfela yn erbyn Rhyw; ac fe'i tynghedir i oes o ail-fyw'r profiadau a gawsai wrth geisio dianc rhagddo. Ni byddi'n dychwelyd i fro dy febyd, i aroglau llosgi mawn, heb feddwl am yr hyn a ddaeth rhwng dy rieni; ni chei glywed sawr y pridd ar bnawn o wanwyn heb feddwl am gydorwedd â Mair; daw'r cyfeillgarwch a lygrwyd i dy feddwl pryd bynnag y bydd hi'n gynhaeaf gwair; a bydd aroglau gwymon yn gysylltiedig am byth â ffolineb dy syniad o garu anghyffwrdd.

Yn y modd hwn, fel gydag unrhyw bechod sy'n rhan o fyw, y bydd y llefarydd yn talu'r pris am ei weithredoedd; a bydd hynny'n ei ddilyn hyd y dydd pan balla'i gof, a chydag ef wewyr ieuenctid y llanc synhwyrus.

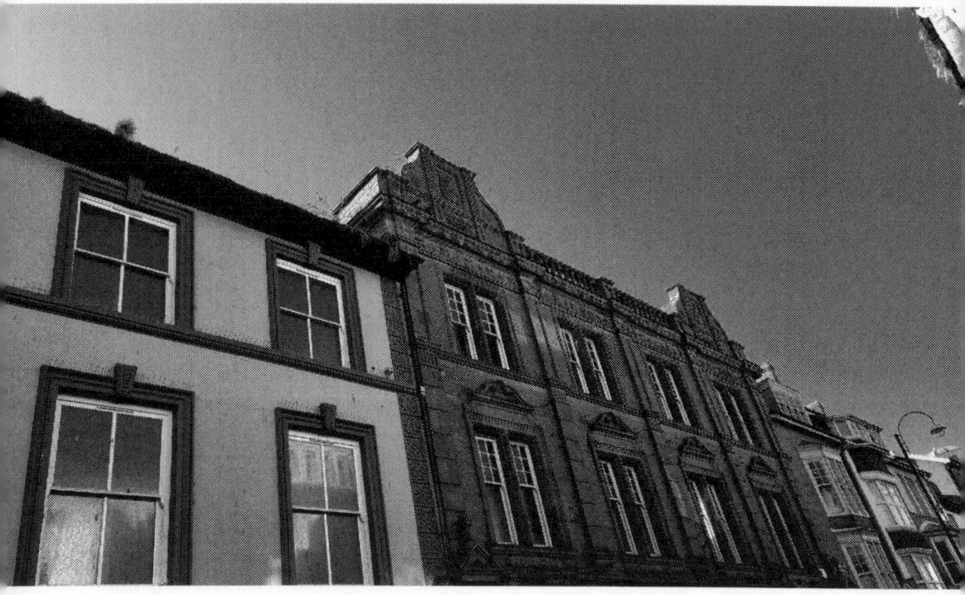

PENNOD 7

FFORDD Y MÔR

Mae'r dydd yn araf gymysgu'r cyfnos i'w balét un hwyr o bnawn Gwener yn haf 1923, ac mae pump o longau rhyfel wedi'u hangori ym mae Aberystwyth ac yn llenwi'r olygfa o ffenestri blaen Teras y Môr.[14] Daeth H.M.S. Delhi, llumanlong yr Is-Lyngesydd Syr Hubert Brand, o Gaergybi nos Fercher i ymuno â'i phedair cymhares a gyrhaeddodd y bore hwnnw – Danae, Dauntless, Dragon a Dunedin. Mae pedwar cant a hanner o ddynion a swyddogion ar fwrdd pob un, a chriwiau mawr o'r rheiny yn dod i'r lan i fwynhau'r dref, ei thymer a'i themtasiynau. Er i law trwm a gwynt de-ddwyreiniol cryf ysgwyd y llongau wrth eu hangorfeydd ar y dydd Iau, a thaflu un o gychod llai y llynges ar gerrig llyfnion Traeth y De,

[14]Mae nodyn pensil diweddarach ar y llythyr annyddiedig 3419 (Casgliad Kate Roberts, LlGC) – sy'n cynnwys eginyn yr olygfa a ddychmygir yma, ynghyd ag awgrym fod Morris wedi bod i gopa'r Wyddfa am y tro cyntaf – yn ei briodoli i fis Ebrill 1923. O ystyried y disgrifiadau yn y llythyr hwnnw am yr hin ar y diwrnod hwnnw, y ffaith nad oedd Prosser Rhys a Dewi Morgan yn gyd-weithwyr ar *Y Faner* tan fis Mehefin y flwyddyn honno, a thystiolaeth adroddiadau papur newydd, gellir priodoli'r llythyr yn sicr iawn i ddydd Sadwrn, 21 Gorffennaf 1923.

mae Aberystwyth yn ferw o bobl hyd yn oed ar ddiwrnod mwyaf diflas yr ymweliad, yn enwedig wrth i'r llongau danio'u chwiloleuadau am hanner awr wedi deg y noson honno fel sioe. Erbyn dydd Gwener, mae pawb allan i fwynhau'r dref yn ei gwres a'i dillad gorau, a'r cychod modur yn gwenynu yn ôl a blaen rhwng y tir a'r ddwy long sydd ar agor i'r cyhoedd gael eu gweld.

Ar y pnawn Gwener hwnnw, dafliad cragen o'r môr, mae Prosser a Dewi yn cael *Y Faner* i lawr rhyngddynt, rywsut, ac yn codi o'r staeniau te ac inc a'r pentyrrau papurach gan ddylyfu gên a symud i ystwytho cyhyrau cyffiedig. Tro? Gwnaiff, fe wnaiff hi dro – heibio i'r pier ac i ben draw'r prom ac yn ôl, a mynd eto os bydd awydd. Maen nhw'n cynnau'u sigaréts ac yn gadael y swyddfa fechan fel ag y mae.

Mae Dewi Morgan yn hŷn – bron chwarter canrif yn hŷn – na'i gydymaith. Mae'n fardd hefyd, yn gystadleuydd mynych a llwyddiannus. Maen nhw ill dau'n fechgyn o Geredigion; o gymunedau gwledig, ac at ei gilydd, wedi'u haddysgu'u hunain ar ôl gadael yr ysgol, yn hytrach na dilyn nifer o'u cyfoedion i gynteddau a neuaddau colegau, fel y sefydliad hwnnw sy'n bwrw'i urddas drostyn nhw rŵan, wrth ddychwelyd. Mae Dewi'n gynganeddwr campus, a Prosser yn ffafrio soned neu bennill. Mae Dewi'n briod, ac fe hoffai Prosser briodi. Mae digon i sgwrsio yn ei gylch rhwng hynny a beirdd, llenyddiaeth, a throeon trwstan y bobl y dônt i gysylltiad â nhw'n feunyddiol trwy'u gwaith ar y papur.

Mae'n braf chwerthin. Bu llawer peth yn pwyso ar feddwl Prosser yn ddiweddar: ar ben cymryd yr awenau fel prif olygydd *Y Faner* yn ddwy ar hugain oed ac wedi cwta flwyddyn a hanner ar ei staff, mae'r ymateb chwyrn yn erbyn pryddest Caernarfon, 'Y Tloty'; heb sôn am y drafferth o gywain cerddi *Gwaed Ifanc* at ei gilydd gyda J. T. a chael y llawysgrif yn ddiogel i Wrecsam at wasg Hughes a'i Fab. Mae arian yn brin ym Morfa Du ac ... mae Morris hefyd. Morris annwyl, hardd. Mae'r addewidion a wnaeth ef a Morris i'w gilydd yn dechrau magu baich wrth iddo yntau ddechrau'u gweld yng ngolau cras y byd go-iawn. Cymaint mwy na'u dwy flynedd yn iau oeddent bryd hynny, ac mor rhydd! Ac fe ŵyr fod tad Morris yn sâl hefyd, a'i fod yn teimlo'n wael am yr holl fusnes yma gyda'r *Herald* ond bydd, bydd rhaid dweud rhywbeth yn fuan. Y pethau hyn sy'n llithro dros gof am ryw hyd yng nghwmni ffraeth Dewi Morgan.

Aiff criw o ferched heibio yn eu gwisgoedd nofio, dan chwerthin a sgubo tywod oddi ar eu coesau noeth. Er ei waethaf, mae'n gadael i'w lygaid lithro drostynt; gleiniau o ddŵr môr yn addurno manflew aur ar ysgwydd; breichiau, dwylo, bronnau. Mae'n cael ei daro a'i gyffroi gan amrywiaeth eu harddwch. Dewi, wrth ei ymyl, yn synhwyro cyfeiriad trem y gŵr iau, ac yn rhoi gwên fach wybodus.

Mae haid sydyn o ddrudwy'n cyffroi ar drawstiau'r pier ac yn codi'n hances sidan o symudiad uwch eu pennau. Torrir ar y syllu a daw clec llaw Dewi ar ei ysgwydd. Ânt yn eu blaenau.

Ar gornel Stryd Portland a Ffordd y Môr mae adeilad y Central Hotel, y byddai Prosser yn mynd heibio iddo bob dydd. Mae'n siop goffi erbyn hyn, ac mae mynd â 'mhaned i fyny'r grisiau at un o ffenestri'r ail lawr yn rhoi golwg i mi ar y mynd a dod a welai'r golygydd ifanc wrth edrych i lawr o'i weithle. Gyferbyn â mi mae tafarn y White Horse; tafarn gadwyn arall erbyn heddiw ond gyda'r ffenestri lliw a'r gwaith teils cain ar flaen yr adeilad yn tystio i gyfnod gwahanol. Wrth i mi edrych draw, sylwaf ar y baneri balchder LHDTC+ sy'n crogi y tu draw i'r ffenest.

Ddegawd yn ôl, i'r strydoedd hyn y deuthum innau i fyw, yn ddeunaw oed, fel myfyriwr. Stryd Portland, lathenni'n unig o swyddfa Prosser, oedd cartref ein criw bach ni o adar brith am ddwy flynedd, a phan fyddaf yn dychwelyd i'r groesffordd, mae f'ysbrydion fy hun a'r ysbrydion yr ydw i'n eu ceisio yn gymysg oll i gyd, yn diflannu rownd y troeon o 'mlaen. A dacw fae Ceredigion, yn dod i'r golwg yn yr hollt rhwng y tai sy'n ymestyn yr holl ffordd o'r orsaf drenau at y prom. Ychydig ddyddiau yn ôl, bu rhai yma'n gosod pymtheg mil o gerrig mân yn rhes ar ei hyd, yn garreg am bob plentyn a lofruddiwyd yn Gaza dros y misoedd a fu; erbyn heddiw bu gweithwyr y cyngor sir heibio, gan sgubo'r cerrig oll yn ôl i'r traeth rhag i neb faglu drostynt.

Mae darllen am yr ymweliad propagandaidd hwn gan y Llynges Brydeinig, ganrif yn ôl, yn brofiad rhyfedd. Recriwtio rhagor o forwyr oedd un o'r amcanion, wrth gwrs; apelio at y dychymyg mewn cyfnod o heddwch yn dilyn colledion trymion y Rhyfel Mawr. Byddai Prosser yn gyfarwydd ag areithiau enwog Lloyd George o lwyfan yr Eisteddfod Genedlaethol yn ystod blynyddoedd y rhyfel, a dyma fwy o'r un peth.[15] Hwyrach mai'r meddwl hwnnw am blant Palesteina a ysgogwyd gan hanes y cerrig mân, a chysondeb y ffrwd o luniau erchyll sydd yn fy mhen ac ar sgrin fy ffôn, sy'n golygu fod meddwl am swyddogion grym imperialaidd Prydain yn chwarae gemau criced a golff yn erbyn timoedd Aberystwyth ar lawntydd gleision un pnawn bodlon, hafaidd, yn troi arnaf, braidd. Erbyn yr Ail Ryfel Byd, *Y Faner*, dan olygyddiaeth Prosser, fyddai'r mwyaf agored a dygn ei heddychiaeth o'r holl bapurau Cymraeg ond ar y diwrnod hwnnw, nid pethau felly sydd ar ei feddwl – nid na all eu gweld, mae'n siŵr – ond ymgolli yn sioe a phomp, ac ia, llawenydd yr achlysur.

Ym 1923, y Queen's Hotel yw un o westai crandiaf y wlad i gyd; mae iddi bron i gant o stafelloedd moethus, pob un â'i ffenestri'n llygadu Bae Ceredigion. Cafodd waith sylweddol yn ddiweddar i'w wella i safon yr oes a heno, yn y stafell fwyta fawr gyda'i nenfwd uchel, ei phileri a'i bwâu, mae byrddau'r swpera wedi'u gwthio o'r neilltu a choed sgleiniog llawr y ddawns yn groeso i gyd.

[15] Blynyddoedd rhyfel byd oedd blynyddoedd arddegau'r bardd ifanc, ac yntau yr un oed â'r ganrif. Ymhlith ei gerddi cynharaf mae penillion i'r 'Llynges Brydeinig', y disgrifia Rhisiart Hincks fel y 'gerdd fwyaf Prydeinllyd a Fictoraidd a gyfansoddodd [Prosser Rhys] erioed'. Buan y dadrithiwyd y syniadau a fwydai waith o'r fath.

Gyda'r swyddogion wedi cyrraedd o'r llongau, mae rhai o'r cyhoedd yn crwydro'n griwiau o'r traeth ac adloniant mwy anffurfiol y bandstand i ymgasglu wrth ffenestri hir y gwesty er mwyn gwylio'r ddawns; i ryfeddu at y dillad crand, y perlau a'r gwydrau grisial, y siandelîrs a'r sidan. Ymuna'r ddau fardd, eu chwilfrydedd yn cael y gorau arnynt. Mae rhu rhyddid y 1920au ar ei anterth, ac mae dylanwadau rhyfeddol – ac anllad, i rai – yn dawnsio dros donnau Cefnfor yr Iwerydd o Ogledd America, gan dynnu geirfa ecsotig gyda nhw; cerddoriaeth *ragtime,* y *Charleston* a'r *tango* a'r *quickstep.* Caiff aelodau a chyhyrau'r corff gyfle i ymddatod o'r steisi, i symud yn fwy afreolus i guriad calon y gerddoriaeth gyffrous ac mae hynny'n galluogi mynegiant, a fflyrtio mwy agored, awgrymog. Mae'r gerddoriaeth hefyd yn llawn gwahoddiad, yn beryglus yn y ffordd orau.

Gellir dychymygu, i'r rheiny sydd yn yr haen fwyaf ffasiynol o gymdeithas mewn tref dwristaidd fel Aberystwyth, fod ceisio efelychu'r hyn sy'n digwydd yn y canolfannau mawr, ac yn Llundain yn enwedig, yn hynod o bwysig. Mewn ffotograff trawiadol o'r Percival Mackey Dance Band gyda Monte Ryan ar ben to gwesty'r Savoy yn Llundain ym 1927, mae arweinydd y band a'i gerddorion yn ffurfio hanner cylch o amgylch y ddawnswraig. Mae Bob Stanley yn ei gyfrol *The Birth of Pop* yn disgrifio sut y Seisnigeiddwyd yr arddulliau oedd yn cael eu mewnforio i greu'r *dance band* adnabyddus gyda'u siacedi ciniawa a llond eu gwalltiau o oel, 'with double bass and Spanish guitar smoothly replacing the sousaphone and banjo', yr offerynnau anoddach i'r gynulleidfa barchus Brydeinig eu stumogi, mae'n rhaid. Mae'r llun ar do'r Savoy yn llawn rhywioldeb, hyd yn oed heddiw. Hoelir llygaid y cerddorion ar y ddawnswraig, a blaenau'r offerynnau chwyth yn codi'n dalsyth tuag ati; arweinydd y grŵp yn hanner moesymgrymu i'w chyfeiriad, ac ystum ei ddwylo fel pe bai'n rheoli'r llinynnau ar bypedwaith ei ffurf. Tyn a phrin yw'r dillad sydd amdani; y trowsus cwta a'r crys llewys byr ffriliog yn tynnu sylw atynt eu hunain yn erbyn du a gwyn y siwtiau a'r sgidiau sgleiniog. Fersiwn cynharach o'r math hwn o fand oedd yn chwarae yn y dafarn y cafodd llefarydd Cynan ei hun ynddi ar ddechrau'i bryddest i 'Fab y Bwthyn', pan oedd 'mynd ar y *jazz band* a mynd ar y ddawns, / A mynd ar y byrddau lle'r oedd chwarae siawns'. Dyma fyd yr oedd stamp trawma cyflafan fyd-eang yn dal i fod yn annileadwy arno; byd oedd angen dihangfeydd.

Yn annisgwyl iddo'i hun, efallai, yn hytrach na gweld yr hyn sy'n digwydd ar lawr y ddawns fel gwagedd a chyfle i foesoli, caiff Prosser ei hun yn cenfigennu wrth y rhialtwch; wrth yr ymryddhau a'r symud dilyffethair, esmwyth. Nid yw'n gallu dawnsio, ond fe hoffai allu. Ofna'r olwg ar wynebau pobl pe byddai'n rhoi cynnig arni. Y chwerthin. Ei gorff yn methu gwneud yr hyn y byddai'n dymuno iddo'i wneud. Mae'n ymwybodol mai Piwritaniaeth ei gefndir a'i fagwraeth sy'n ei sodro i'r unfan, yn gwrthod caniatáu iddo ymollwng. Loetra Prosser a Dewi yn hir wrth y ffenest, rhuddgoch y machlud ar y gwydr rhyngddynt a'r symud. Wrth iddo adael ei gyfaill ar gornel stryd wedyn a throi tua'i lety, chwerthin y dawnswyr wrth iddynt ddychwelyd i'r cychod a sŵn rhwyfau'n gwichian yn cario'n rhyfedd o bell ar yr awel ysgafn, nid llinellau Cynan ond rhai John Masefield, dylanwad ers dyddiau Morfa Du, sy'n crwydro i feddwl Prosser, yn gymysg i gyd drwy nodau'r cerddorion:

> Laugh and be merry together, like brothers akin,
> Guesting awhile in the rooms of a beautiful inn,
> Glad till the dancing stops, and the lilt of the music ends.
> Laugh till the game is played; and be you merry, my friends.

Gwell yw'r byd gyda chân ynddi, meddai'r bardd; mae'r amser a ganiateir inni mor fyr – yn rhy fyr i orboeni, a pheidio ag ymfalchïo yn yr hyn ydym ni. Cofia mai yn ei lawenydd y creodd Duw y ddaear a'n bod yn diolch am hynny trwy ddrachtio o win ei greadigaeth.

Yn ei wely, wedi iddo fod yn ysgrifennu a darllen am ryw hyd, hwyrach y bydd gwenau a chwerthin merched y prom yn llenwi'r gofod rhyngddo a'r nenfwd, ac y bydd yn ail-fyw sglein eu crwyn, yn dychmygu'u cyffwrdd a'u cusanu. Un ohonynt, hwyrach, hi na ŵyr ei henw, sy'n ymrithio o flaen ei lygaid wrth iddo ostwng i gymundeb â'i gorff ei hun, y tonnau yn dal i'w clywed yn y pellter. Llithro tan gwrlid yr hanner-cwsg, llaw ar gynhesrwydd, yna ruthr gwaed y caledu. Y pethau a wnawn pan fyddwn ein hunain mewn stafelloedd unig. Ni all oedi crwydradau'r meddwl; mae ceisio codi mur rhyngddo a hi, y ferch na ŵyr ei henw na miwsig ei llais na melystra'i chroen, yn wewyr. Yr anghyffwrdd yn cyffroi, yn flas hollol newydd.

Daw hi ato fel y daeth o'r dŵr, y dillad nofio'n tywallt oddi arni. Llygaid, y llygaid. A'r wên fach, araf, ystyriol, gwefusau, yn cau, yn cau am wefusau, gên, bron, bol, coes. Llanw a thrai. Tafod. Blew mân, meddal, melys, mowldio, ymuno, uno, ochenaid, ni. Nawr.

Gwefr tynhau'r corff fel tant, cydio ynddo fel offeryn, dod â dy hun at erchwyn ymwybyddiaeth. Dod â dy hun. Dod.

Nid breuddwydio yn unig am y ferch ger y môr y mae'r llefarydd ym mhedwerydd caniad 'Atgof'. Mae'r weithred o 'halogi' yn digwydd rhwng cwsg ac ymwybyddiaeth, mewn rhyw fath o freuddwyd wlyb neu atgof y mae'n wancio iddo. Mae gweld yr 'euogrwydd' yn llygaid y ferch wrth fynd am dro i geisio dianc rhag yr hyn a ddychmygodd yn cyfleu'r anhawster i wahaniaethu rhwng realiti a rhith.

Ychydig iawn o farddoniaeth sy'n sôn am wancio; llawer iawn llai nag sy'n sôn am ryw, hyd yn oed o lygad y chwyldro *self-love* cyfoes. Dyna feddwl am y weithred o farddoni fel y weithred o wancio;[16] gollyngdod yn dilyn dal rhywbeth yn ôl a gadael iddo dyfu. Iwan Llwyd sy'n dweud mai 'sonedau bore Sadwrn / a rydd y boddhad mwyaf':

[16]Gweler hefyd 'wanclyd', ymadrodd pwysig mewn unrhyw feirniadaeth lenyddol uchel-ael – [wanc + -lyd] a. llawn wanc, gwag-ymhongar, dirmygadwy; *wanky*.

mae iddynt rwystredigaeth
wythnos o eiriau'n cronni,
yn erfyn eu tywallt
ar liain glân y dydd:

gweithred unig yw barddoni,
ond nid diffrwyth,
ac egin cerdd
yn staen ar y lliain gwyn.

Rydw i'n edmygu sut mae'n troi'r cysyniad 'budr' yn rhywbeth prydferth a chain; fel cerdd agoriadol cyfrol gyntaf y bardd, mae hefyd yn ddatganiad herfeiddiol.

Cyn Iwan Llwyd, gwnaeth Dylan Thomas rywbeth tebyg yn y gerdd 'My hero bares his nerves'. Yr un egni nerfus sydd yn y llefarydd wrth iddo – gan ofni, efallai, y bydd rhywun yn ei ganfod – wrando'n astud am smic yn y tŷ, ag sydd yn y gordeddfa o emosiynau sy'n ei yrru i farddoni. Mae'r llefarydd yn gwbl bresennol wrth dywallt ysgrifen flêr, boed ar bapur neu ar borslen gwyn:

And these poor nerves so wired to the skull
Ache on the lovelorn paper
I hug to love with my unruly scrawl
That utters all love hunger
And tells the page the empty ill.

Hwyrach mai yn yr ysgrifennu am yr anghyffwrdd y mae'r rhannau o 'Atgof' sy'n herio fwyaf erbyn heddiw, er na wneir fawr mwy na llithro drostynt yn ein hymdriniaethau o'r bryddest. Y weithred unig, radicalaidd, mewn stafell fach. Gweithred o ddal gafael, meddai Ocean Vuong:

> & sometimes
>   your hand
> is all you have
>   to hold
> yourself to this
>   world [...]

Os yw'r caru-o-bell yn 'Atgof' yn f'atgoffa ar un wedd o serch cwrtais y canu mawl canoloesol, neu o hunan-gariad weithiau, yn yr anghyffwrdd hwnnw mae tywyllwch anghysurus hefyd. Mae'n amhosib ochrgamu'r ffaith bod ymddygiad y llefarydd ym mhedwaredd adran 'Atgof' yn ymdebygu i stelcian, ac nad perthynas gytbwys, gydsyniol mo hon, waeth pa mor ddiniwed neu naïf yw'r portread o'r cymhellion sy'n ei gyrru. Mae'r ffin rhwng ffantasi ac obsesiwn mor denau â hwnnw sydd rhwng bywyd Prosser Rhys a bywyd llefarydd 'Atgof'; mae'n hawdd anghofio p'un yw p'un weithiau, nes bod y cyfan drwy'i gilydd i gyd.

Mae dau brosiect creadigol mawr yn mynd â bryd ac amser Prosser ym misoedd agoriadol 1923: cyfansoddi'i bryddest ar destun 'Y Tloty' ar gyfer Eisteddfod Gŵyl Dewi Capel Moreia, Caernarfon, a chywain ac ysgrifennu o'r newydd ar gyfer cyfrol arfaethedig ar y cyd â'i gyfaill J. T. Jones. Cymer wythnos o wyliau o Aberystwyth yn y flwyddyn newydd i gael llonydd i weithio ar 'Y Tloty' yn nhawelwch cymharol Morfa Du. Yn ei lythyr at Morris ar 6 Ionawr mae'n datgan – er ei bod yn anodd ei gredu am eiliad – nad oes ots ganddo a fydd yn ennill y gadair ai peidio. Ond mae'r testun yn apelio ac aiff rhagddo. Yn ei neges ar 10 Ionawr mae'n gweld fod y gerdd yn dod at ei gilydd ond yn credu y gallai fod yn well peth. Erbyn ysgrifennu o Aberystwyth ar yr ail ar bymtheg o'r mis, mae'r bryddest wedi'i gorffen ers y nos Wener flaenorol. Amau'i hun y mae; roedd y broses o'i hysgrifennu yn un anwastad – weithiau roedd y penillion yn llifo a thro arall doedd fawr ddim yn dod drwy'r dydd.

Mae'n gweld fod diffyg undod iddi fel cyfanwaith ond yn barod i'w hymddiried i'r beirniad, Cynan. Gyda'i gyhyrau barddonol yn ystwyth, mae'n llwyddo i gyfansoddi pethau eraill yr un pryd. Ar ddydd Sul, 13 Ionawr, mae'n gwneud soned dan y teitl 'Y Fflam', soned wedi'i chyfeirio at Morris lle mae'n cyfaddef ac yn edifarhau at y tueddiad oedd ynddo i wylltio a thaeru hyd frifo yn nyddiau Caernarfon, ac a gyhoeddir ymhen amser dan y teitl 'Strancio'.

Pefr cyffro sydd yng nghamau'r bardd erbyn cyrraedd yn ôl i hen gynefin Caernarfon ar y trên tua phump o'r gloch ar Ddydd Gŵyl Dewi. Cafodd Prosser gwmni T. Gwynn Jones rhwng Cyffordd Dyfi a'r Bermo, a gwledd o sgwrsio; mae'r bardd hŷn yn gefnogol o ymdrechion Prosser a J. T. i gyhoeddi *Gwaed Ifanc*, ac mae'n sicr ei fod wedi'i holi am y gwaith hwnnw. Efallai i Prosser rannu, â'i lais yn isel, berwyl ei daith, a chael gair o gyngor profiadol at y cadeirio gyda'r llongyfarch gwresog. Rhwng y cwmni a'r haul isel sy'n gwneud croen macrell o Fae Ceredigion ar y llaw chwith iddo, aiff y daith yn syndod o gyflym, ac mae tref Caernarfon yn brysur wrth iddo gamu i blatfform yr orsaf. Dyma drenau ychwanegol ar gyrraedd a moduron o'r pentrefi cyfagos yn prysuro'n llwythog heibio ar Ffordd y Gogledd gan gludo cynulleidfaoedd yr eisteddfod sydd i'w chynnal yn y Pafiliwn. Mae to uchel yr adeilad hwnnw i'w weld ar yr allt y tu draw i westy'r Royal, a'r treigl o bobl trwy'i ddrysau yn arwyddo fod cyfarfod y pnawn a'i gystadlu brwd wedi dod i ben.

Nid yw'r cyfarfod hwyrol i gychwyn tan hanner awr wedi chwech, ac felly aiff Prosser i gyfeiriad gwesty dirwestol Lloyds gyferbyn â chapel Pendref, i ymolchi wedi'r daith a chael tamaid i'w fwyta. Mae'n lle clyd, cyfarwydd ac mae hynny'n gymorth i dawelu'r nerfau sy'n cychwyn corddi; yno caiff sgwrs â J. D. Williams, y perchennog, sy'n ei led-adnabod ac yn dyfalu'n weddol gyflym pam ei fod yn ôl yng Nghaernarfon. Chwarae teg iddo, nid yw'n pwyso gormod arno i rannu'i gyfrinach.

Nid yw'r pafiliwn mawr, sydd wedi'i gynllunio i ddal cynulleidfa o hyd at wyth mil ac wedi bod yn gartref i eisteddfodau cenedlaethol ar chwe achlysur yn y gorffennol, gan gynnwys un 1921, yn orlawn; ond mae cynulleidfa fawr a theilwng yno. Mae'r llwyfan wedi'i addurno'n hardd dan y to eang, bwaog, ac mae'n argoeli'n noson ardderchog. Wrth iddo setlo yn ei sedd gadw a chael cip o'i gwmpas, mae ambell un sy'n nabod Prosser yn codi llaw o bell, yn rhoi rhyw winc o gydnabyddiaeth. Er iddo ymboeni dros ei chadw, nid yw'r gyfrinach hon yn saff o bell ffordd; a pha ots hynny bellach, mewn difri?

Mae Cynan, y beirniad llên, yn ei hwyliau, a'i lais crwn, soniarus yn hoelio gwrandawiad astud pawb sy'n bresennol. Wedi bod trwy gystadlaethau'r unawdau, yr adrodd rhwng un ar bymtheg ac un ar hugain, a'r canu penillion i rai dan ddeunaw, ynghyd â gwobrwyo enillwyr yn yr adrannau gwaith llaw a llenyddiaeth (gan gynnwys gosod Griffith Pritchard, Teras Llainbybyr, a Thomas Jones, Ffordd Fictoria yn gydradd am gyfansoddi cân ar yr 'Olygfa oddiar Ben Twthill'), daw'n adeg y cadeirio. Mae'r beirdd yn ymgynnull mewn stafell fach ar wahân dan oruchwyliaeth Cynan, a gosodir y gadair hardd o dderw du ar ganol y llwyfan. Gwyn ab Gwilym sy'n arwain yr osgordd ac yn cludo'r cledd i gyfeiliant 'Gwŷr Harlech' ar y piano, ac fe'i dilynir gan rostr o feirdd yr ardal: Gilbert, Gwynfor, J. P. Owen, Llew Owain, Pencerdd Llyfnwy. Mae'r bardd buddugol wedi cyflwyno cân o'i galon, ac mae gryn dipyn ar y blaen i'r pedwar ar ddeg o ymgeiswyr eraill y mae Dewi Morgan, cyfaill a chyd-weithiwr Prosser, yn un ohonynt.

Y tu cefn i'r llwyfan, wedi'r seremoni, mae'r enillydd yn mwynhau bod yn ganolbwynt pob sylw. Caiff ysgwyd dwylo, sgwrsio, a dal ar bob gair gan Cynan, ac mae hwnnw'n ei blesio'n fawr trwy ddweud mai cerdd yw 'Y Tloty' y mae'n teimlo y byddai wedi ei hysgrifennu beth bynnag, testun eisteddfodol ai peidio. Yn fwy na hynny, dywed y bydd y gerdd hon yn 'byw', hynny yw, yn parhau fel y mae rhai cerddi neilltuol yng nghof ac ar dafodau'r bobl. Mae'i amheuon ynghylch y bryddest yn teimlo'n bell, ac mae'n falch iddo ddygnu ymlaen â'i ymdrechion. Daw cynigion llety i Prosser o bob tu – pawb am y gorau i gael bardd y gadair yn westai am y noson.

Caradog Prichard, y bardd ifanc deunaw oed a ddilynodd Prosser i'w swydd yn *Yr Herald*, sy'n fuddugol yng nghystadleuaeth y delyneg yn Eisteddfod Moreia ac mae yntau hefyd yn cael cadair – ei gyntaf – ar yr un diwrnod yn Eisteddfod Talysarn, Dyffryn Nantlle. Mewn llythyr at Morris, rai dyddiau yn ddiweddarach, mae Caradog yn awgrymu fod Meuryn wedi digio wrth Prosser am na welodd yn dda i daro heibio i weld ei hen gyd-weithwyr yn swyddfa'r *Herald* yn ystod ei ymweliad â Chaernarfon.[17] Erbyn y penwythnos mae cadair Caernarfon yn cymryd ei lle yn dda, fraich wrth fraich â chadair Nant-y-moel a chadair Penbedw, ym mharlwr Morfa Du. Mae'r gerdd a'i henillodd allan yn y byd, yn tynnu pob math o sylw am ei phen, â'r snŷb tybiedig hwnnw tua Meuryn a staff *Yr Herald* heb wneud dim i helpu'r achos, mae'n siŵr.

Beth sydd i'w ddweud heddiw am 'Y Tloty'? Byddai'n hawdd ei rhoi ar yr un gwastad ag aml i gerdd eisteddfodol o'i chyfnod o gymryd cip arni ar y dudalen; braidd yn hir, ailadroddus, diflas. Prentiswaith, heb os. Gwaith bardd naïf? Efallai.

Empathi anghyffredin sy'n nodweddu rhannau o'r bryddest – ei allu i weld y tu hwnt i'r amlwg. Amgylchiadau sydd i gyfrif am y ffaith bod y bobl hyn yn y tloty; gall weld mor anodd yw dod oddi ar y chwyrligwgan o niwed sy'n bwydo'i hun, a hefyd fod eraill ym mywydau'r bobl hyn allai

[17] Anghofus felly yw Caradog Prichard wrth ddisgrifio'r adeg hon yn ei hunangofiant, *Afal Drwg Adda* (1973), gan ddweud am fuddugoliaeth Prosser: 'Mae'n rhaid na ddaeth yno o Aber i'w gadeirio neu buaswn yn siŵr o fod wedi ei gyfarfod. Mae gennyf ryw gof mai Morris fu'n ei gynrychioli'. Mewn gwirionedd, roedd ar Caradog gymaint o awydd i gyfarfod Prosser Rhys fel iddo fynd i orsaf reilffordd Caernarfon yn gynnar drannoeth yr eisteddfod i geisio cael cip arno. Cafodd y *superfan* ei siomi: nid oedd y bardd i'w weld yn unman, ond yno'r oedd ei gadair yn aros i'w chludo gartref i'r Canolbarth.

fod wedi rhwystro pethau rhag cyrraedd y sefyllfa hon, pe byddent wedi dymuno. Fel hyn y mae'n cloi'r caniad sy'n disgrifio'r hen wraig a '[g]erid gan blant a phob oed' sydd bellach, oherwydd cyfres o ddigwyddiadau anffodus, wedi'i gyrru i dlodi enbyd, ac:

> Am fod y rhai cefnog yng nghapel y Glyn
> Yng ngafael y Cythraul Cybydd-dod yn dynn,
> Nid oedd ond y Tloty rhag henoed i hon ...
> Pa ryfedd ei bod hi cyn drymed ei bron?

Mae'n bwysig nodi nad yw'n llawn mor gydymdeimladwy tuag at holl drigolion y tloty chwaith; yn adran 'Dull Diogi', fe'n cyflwynir i Harri'r Ddwy Graith, cymeriad ag enw hynod gyfleus i'w odli â 'diwrnod o waith'. Ond ar y cyfan mae'n gweld mai grymoedd ehangach sydd ar waith; gwallau mewn systemau a strwythurau y byddai angen eu chwyldroi pe bai'r gymdeithas am beidio gweld rhagor yn disgyn i'r un tyllau. Yn hynny o beth, hwyrach y gellid ei hystyried yn fath o gerdd yn erbyn cyfalafiaeth a phrynwriaeth o dderbyn mai ymgorfforiadau yw'r rheiny o oferedd; pe byddai'r oes sydd ohoni'n 'mynd i gymod sicr â'r cread maith', meddai'r bardd, 'ni byddai'r tlodion yn y Tloty trist, / Na'r pedwar Cythraul wrth eu haflan waith'. Mae'n rhyfeddol, o ystyried mai dyna'r neges y deuir ati – neges Gristnogol, raslon ac elusengar, yn wir – fod hon yn gerdd sy'n achosi i Meuryn daranllyd yn swyddfa'r *Herald* alw ei hawdur yn 'gorgi bach', ac yn ôl Caradog Prichard mewn llythyr at Morris, i ddweud mai 'eisio rhoi chwip din iddo sy! Dyma un o'r pethau mwyaf aflan sy wedi ei sgwennu 'rioed'. *Ac felly ymlaen*, meddai Caradog wedi hynny. Mae ambell beth a rown yn llawen am gael gwybod yr hyn sydd wedi'i ddal o fewn y 'felly ymlaen' hwnnw.

Tra mae Caradog Prichard ar gychwyn ei brifiant fel bardd, mae Caradog arall ar anterth ei awduraeth. O fewn yr un wythnos ag eisteddfod

Moriah, llwyfennir *Taffy* gan Caradoc Evans, awdur *My People*, yn Llundain. Meginir gwreichion y ffieiddio a fu at ei waith blaenorol wrth iddo roi cymeriadau *Capel Sion* o flaen cynulleidfa. 'Bellach y mae'r awdur wedi troi'n ddramodydd', tarana colofnydd *Yr Herald* ar 6 Mawrth, 'ac i'r un pwrpas yn union, sef i ennill arian ar draul difrïo'i genedl ei hun'. Gŵyr Meuryn yn iawn felly arwyddocâd gosod, yn ei golofn yn rhifyn 29 Mawrth *Yr Herald*, sylw am 'Y Tloty' a drama newydd Caradoc Evans ochr yn ochr â'i gilydd. Er gwaetha'r ffaith anhygoel nad yw Meuryn wedi darllen y bryddest eto (nac yn fwy na thebyg wedi gweld y ddrama, chwaith) mae'n ymosod yn finiog:

> Y mae ym mhryddest "Y Tloty" Mr. Prosser Rhys, gymaint o athrod ar flaenoriaid Cymru ag sydd yn llyfrau a drama Caradoc Evans. Sonnir yno am ryw eneth "a galwad y cnawd yn nhro'i llygaid a'i gwen," a dywedir mai blaenoriaid fyddai'n danfon yr eneth honno adref dros "y clos" yn y nos. Clywsom gan wr a'i darllenodd drwyddi – un o'n beirniaid cenedlaethol – fod y bryddest hon yn aflanach na'r un a gyhoeddwyd eto. Beth yw'r drwg sy'n awyr Ceredigion?

Oedd, roedd Caradoc a Prosser ill dau o gymunedau gwledig yng nghefn gwlad Ceredigion; y ddau ohonynt yn ddigon craff i grafu wrth yr argaen a warchodai'r cymunedau hynny yn y dychymyg torfol, er bod Caradoc yn tynnu talpiau ohoni tra mae Prosser yn fwy ymatalgar a chynnil-awgrymog. Go brin fod neb yn dal dig yn erbyn Prosser heddiw am yr hyn a ddywedodd yn 'Y Tloty' yn yr un modd ag y mae rhai at *My People* a *Capel Sion*. Bydd rhawd y ddau ddelwddrylliwr yn cydblethu unwaith yn rhagor pan dyrra'r wlad i Bont-y-pŵl; mewn ymateb i gais gan drefnwyr arddangosfa gelf Eisteddfod 1924 bydd yr arlunydd o Abertawe, Evan Walters, yn cynnig ei bortread o Caradoc Evans i'w arddangos ar y Maes. Ni chaiff ei arddangos, yn sgil bygythiad gan rywrai anhysbys i ddifrodi'r paentiad. A'r 'Tloty'? Trechwyd Meuryn y tro hwn gan ei hyfdra ei hun:

nid oes sôn am 'flaenoriaid' mewn unrhyw fersiwn o'r bryddest, ac mae hynny'n ddigon o sail i Prosser hawlio ymddiheuriad cyhoeddus – ond nid iawndal y tro hwn – am y camliwio ar ei waith.

Yn hwyr iawn y dydd cyn cyhoeddi *Gwaed Ifanc*, mae Prosser yn parhau i ymboeni ynghylch y llinellau ymfflamychol hynny ym mhryddest 'Y Tloty'. Yn llawysgrif derfynol y gyfrol, mae'n penderfynu newid y cwpled mwyaf arwyddocaol gan roi llinell trwy'r gwreiddiol.

> Y dynion ~~crefyddol a ddeuai liw nos~~
> ~~Ar ôl y cwrdd gweddi i'w hebrwng i'r clôs ...~~

Mewn llawysgrifen dduach, drymach, wedyn, mae'n nodi ei gywiriad:

> Y dynion **ymlidiai'r bwganod liw nos**
> **Rhwng croesffordd y pentref a llidiart y clôs.**

Gweithred fwriadol o hunansensoriaeth a geir yma. Mae tynnu 'crefyddol' fel ansoddair sardonig i ddisgrifio'r sawl a fu'n cam-drin y ferch sy'n wrthych i'r pennill, yn ogystal â'r cyfeirio at gwrdd gweddi yn newid y cynodiadau yn llwyr; ac yn dileu yr hyn a oedd wedi cythruddo Meuryn a'i debyg, sef yr awgrym fod y ddeubeth yn cydeistedd a bod rhagrith yn perthyn i bobl grefyddol barchus Cymru. Trwy gyffredinoli'r 'dynion', mae'n tynnu'r colyn o'i ddweud, ac yn pylu gwydr y drych y mae'n ceisio ei ddal at y gymdeithas yr oedd ef ei hun yn gyfarwydd â hi.

Eto i gyd, mae'n cadw'r pennill dilynol, sy'n cyfeirio at '[g]refyddwyr Cwm Gwŷdd' a thaid y gwrthrych fel rhai a ildiodd i 'Gythraul Anlladrwydd'. Tybed a yw'n gweld fod rhyw wahaniaeth cynnil rhwng yr awgrym yn 'dynion crefyddol' a 'chrefyddwyr', a bod hynny'n fwy derbyniol? Beth bynnag ei resymeg, rydw i'n cydymdeimlo â'i bendilio yn y tyndra rhwng ei weledigaeth a'i gynulleidfa, a'r gwahaniaeth hefyd, efallai, rhwng cerdd a gyflwynir dan ffugenw i gystadleuaeth mewn eisteddfod a'r fersiwn o'r gerdd honno a dynghedir i'r ddalen brint, yn annileadwy a diffiniol. Drannoeth bod yn pori yn y pentwr papurau hwnnw a baratowyd ar gyfer gwasg Hughes a'i Fab ym 1923, rydw i'n cael sgwrs olygyddol â bardd sy'n paratoi at gyhoeddi ei gyfrol gyntaf yntau o gerddi, a chawn drafodaeth am gerdd fwyaf cignoeth a chathartig y gyfrol, a'i heffaith bosib ar y sawl a'i darlleno. Mae'n ansicr a yw am ei chynnwys yn y casgliad, ac yn gadael ein cyfarfod gan fwriadu ei rhannu ag ambell aelod o'i deulu i gael eu barn. Rydw i'n meddwl am y syniad sydd gan rai na all barddoniaeth newid dim ar y byd; boed hynny'n wir ai peidio, gall fod yn rym eithriadol yn ein perthynas â'n gilydd fel pobl – er drwg neu dda. Dydi Prosser yn gwneud dim o'i le os yw'n penderfynu cadw'r ddysgl arbennig honno ar y gwastad.

Rhaid i un bardd fynd yn gyntaf pan fo dau, a J. T. Jones yw hwnnw yn achos *Gwaed Ifanc*. Er ei fod ychydig yn iau na'i gyfaill, mae'n debyg mai J.T. yw'r mwyaf adnabyddus ar adeg cyhoeddi'r gyfrol, o ryw damaid; yr uchaf ei barch gan y cyhoedd, o leiaf. Profodd lwyddiant yn yr Eisteddfod Genedlaethol eisoes, a'r gerdd a ddaeth â'r llwyddiant hwnnw iddo sy'n agor y gyfrol – 'Gorwel Oes'. I gasgliad â theitl mor ddelwddrylliol, gallai'r sawl sy'n disgwyl ysgydwad gan y cynnwys gael eu siomi, braidd; ac mae nifer y cerddi yn anghytbwys – 19 gan Prosser o gymharu â 27 gan J.T.

Ymddengys mai diffyg llymdra a disgyblaeth sy'n golygu fod mwy o waith J. T. yn y casgliad, a chan Prosser yn ddi-os y ceir y cerddi cryfaf, hyd yn oed os yw ei grefft yn fwy amrwd ar brydiau. Er bod rhai pethau nad ydynt yn fwy na gwag-delynega yn null ei ragflaenwyr ganddo yntau hefyd, mae'i ddawn yn gorlifo o'r pethau gorau, ac o'i sonedau yn enwedig. Mae W. J. Gruffydd, H. Idris Bell ac R. Williams Parry yn nodi, yn annibynnol ar ei gilydd, fod soned 'Y Pechadur' yn uchafbwynt yn *Gwaed Ifanc*, ac yn wir mae'r gerdd honno'n dal ei thir o'i disgrifio'n un o'r cerddi mwyaf trawiadol a gyfansoddodd Prosser Rhys erioed. Nid dweud yw hynny nad yw'n gwella fel bardd ar ôl dwy ar hugain oed; ond dangos mor gynnar yr esblyga'i allu i gyfansoddi *rhai* pethau gwirioneddol arbennig, cerddi sy'n deillio'n sylweddol o'i allu i fydryddu ei wirionedd gonest ei hun yn hytrach na syniadau eraill am yr hyn y dylai barddoniaeth ei ddweud a'i wneud. Mae W. J. Gruffydd yn codi hynny yn ei adolygiad ar y gyfrol yng nghyfnodolyn *Y Llenor*:

> [...] wrth sôn am y soned hon [sef 'Y Pechadur'], yr wyf yn falch o weled o'r diwedd fod dewrder personol yn dechreu dyfod yn ôl i ganu Cymru. Bu ein barddoniaeth am fwy na chanrif, o lyfdra cywilyddus, yn cuddio'r naill hanner i'r gwirionedd dan gochl yr hyn a elwid yn weddustra [...]

Mae'n anodd meddwl nad yw'r geiriau cefnogol (a phroffwydol) hyn gan yr Athro yn rhoi llygedyn o obaith i Prosser wrth iddo ddechrau meddwl am destunau Pont-y-pŵl, â'r adolygydd yn un o'r panel o feirniaid sydd wedi'u penodi i dafoli'r pryddestau ar dri thestun y Goron – 'Marchog yr Awyr', 'Atgof', a 'Dafydd ap Gwilym'.

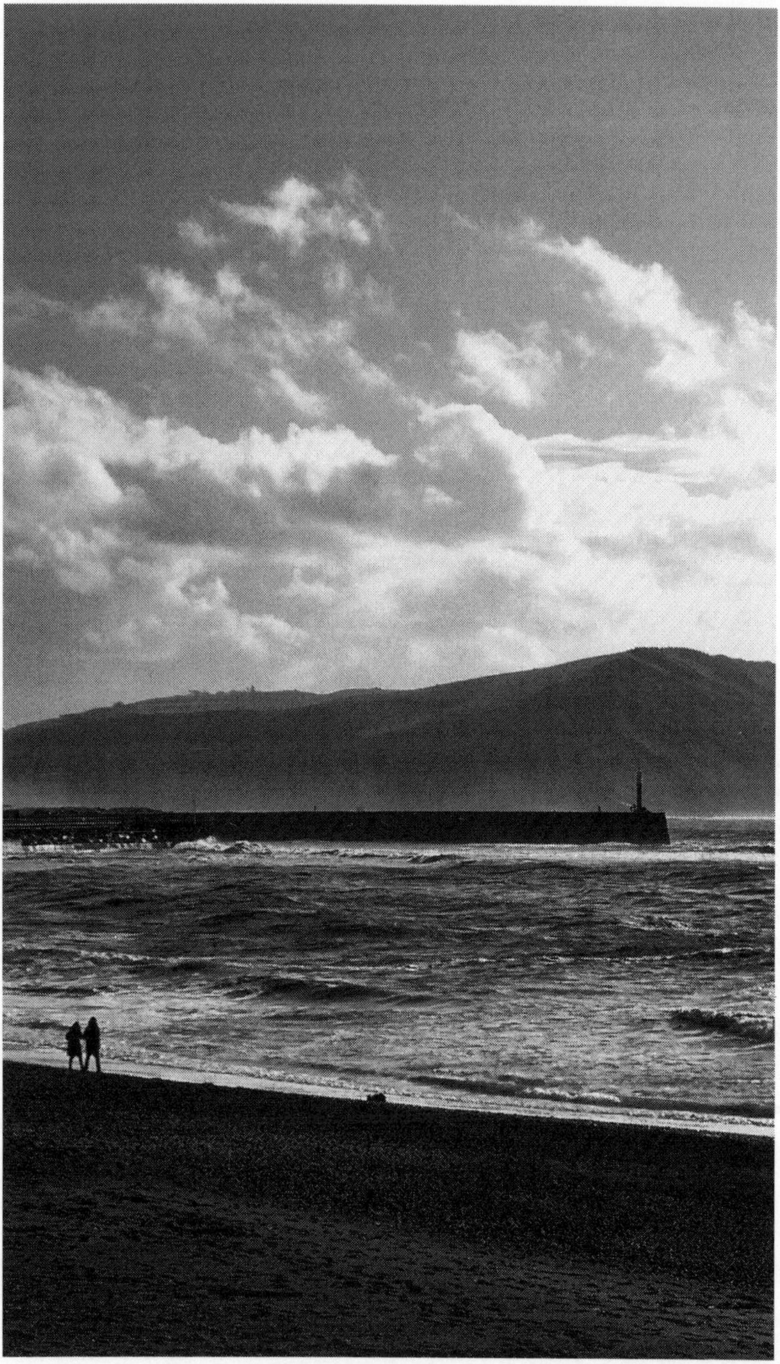

PENNOD 8

GWYMON

Yn ôl i'r dref lan môr yr aiff llefarydd 'Atgof' pan ddaw chwa o aroglau gwymon i'w ffroenau; tref sydd, yn y disgrifiadau o'r heidiau twristiaid a nodau crwydrol yr offerynnau cerdd, yn ymrithio'n Aberystwyth yn ein meddyliau. Does dim o'i hosgoi. Er pwysiced y Mynydd Bach a Chaernarfon, tref Aberystwyth oedd y man a gawsai galon a chorff Prosser Rhys, ac o symud yno yn nechrau 1922 hyd ei farwolaeth yn oriau mân bore Mawrth, 6 Chwefror 1945, yno y bu. Dros hanner oes fer.

Trof at y drydedd o'r cerddi anghyhoeddedig sy'n byw ar dudalennau fy llyfrau nodiadau ers misoedd lawer; cerdd sy'n perthyn i'r un cyfnod â'r 'ymddiheuriad' a gyfansoddwyd yng ngorsaf drenau Porthmadog.[18] Daw o'r un cyfnod ysgytwol o newid, ond o ben arall y daith honno i Aberystwyth, wrth i Prosser geisio ymgartrefu yn Aberystwyth. Dychwelyd i Geredigion i weithio oedd ei ddymuniad erioed, ond mae bod heb Morris yn dorcalon iddo.

---

[18] Cerdd ddi-deitl yw fersiwn Prosser.

CEREDIGION, CAERNARFON, A NI

Mi a'i cyrhaeddais – y nod a hir gyrchais,
A chefais, fe gefais a geisiais i gyd;
Ond mae'r galon anwadal yn mynnu hualu
A chwalu llawenydd dychwelyd.

Ers gadael dy gwmni, mae galar yn cronni,
Math nad oes ei enwi (neu na wn i sut);
Y gwewyr sydd ynof – nid gor-ddweud mohonof
– Mae darnau ohonof dal gennyt!

Bwriedais roi heibio yr hyn a fu yno
Ond ceisio anghofio dy osgo sydd waeth,
Ac ym mhob anghydfod, pob chwerthin a chymod,
Mae cysgod sy'n iro dy hiraeth.

Ti'r wên lygatlas, y dyner gymdeithas,
Dy barod gymwynas, dy ras a dy rodd;
Â mi 'Ngheredigion, a thithau 'Nghaernarfon
Mae noson fel heno'n rhy anodd.

O! am gael diflannu, rhoi popeth o'r neilltu
A chydymgartrefu'n lle gwadu dan gêl;
Ac ar awr tangnefedd, caem fynd i gydorwedd
Mewn un bedd o'r diwedd, yn dawel.

8 Ionawr 1922 *2024*

Mae cymaint wedi newid ers yr ysgrifennu hwn dan deimlad dwys yn oerfel mis Ionawr 1922, a chlwy'r gwahanu yn agored ac amrwd.

Y 'ceisio anghofio' brwd ond naïf sy'n gwneud i'r cariadlanc ifanc gredu y gall oresgyn y boen, ond sydd mewn gwirionedd yn gwneud y cyfan yn fwy creulon a phoenus na derbyn a dygymod; gallai Caernarfon ac Aberystwyth fod led gwledydd a moroedd oddi wrth ei gilydd yn hytrach na bod ar ddeupen lein drên yr arfordir; ac mae'r freuddwyd yn fyw, mor fyw ym meddwl y naill a'r llall ar yr adeg hon. Efallai ei bod hi'n bwysig ceisio dal gafael ar gymaint yn nes yw eu delfrydu ar un adeg, o'i gymharu ag agwedd Prosser erbyn y llythyr tyngedfennol y bydd yn ei ysgrifennu bron ddeunaw mis yn ddiweddarach.

Yn y soned 'Strancio', mae Prosser yn cyfeirio at ddadl danbaid a fu rhyngddo ef a Morris, un debyg, efallai, i'r ddadl honno cyn iddo adael Caernarfon – neu hwyrach ryw anghydfod fel y rhai hynny a gawsant yn ystod haf 1921 ar fater ymreolaeth i Iwerddon. Cawn argraff yn y soned ei fod yn ŵr ifanc angerddol sy'n methu'n glir, weithiau, â ffrwyno'i emosiwn pan ddaw anghytundeb rhyngddo a'i un sy'n annwyl iddo:

> Do, bûm yn flin. Ond weithion gwybydd di
> Fod Fflam yn llosgi ynof, ac aml dro
> Yn llamu ar draws fy nghorff materol i,
> A'm hysu hyd fy ngyrru i maes o'm co',
> A strancio a wnaf eto rhag fy ffawd
> Nes torro'r Fflam ei ffordd o'i charchar cnawd.

Pe rhoid Prosser yng nghadair esmwyth cwnselydd heddiw, byddid yn mynd ati i geisio datod rhywfaint ar glymau'r ymateb byrbwyll yma, y poethi a'r oeri cyflym, y 'fflam' a ddisgrifia'r bardd yn meddiannu'i gorff. Byddid yn mynd at ei wreiddiau, at effaith ei fagwraeth ar y modd y mae'n ymateb i sylw, i anghydfod. Hwyrach, er pob awgrym i'r gwrthwyneb, fod rhyw groendeneurwydd yn perthyn i'r Prosser ifanc; bod ei amddiffynoldeb wedi'i wasanaethu'n dda yn yr ymgecra cyhoeddus wedi

Pont-y-pŵl, ond ei fod weithiau'n clwyfo fel llafn o fewn cyfyng furiau perthynas rhwng ffrindiau, rhwng cariadon.

Mae'n annifyr yma, yn ymosodol; ac i bob golwg yn manteisio ar bersonoliaeth lai tanllyd Morris i'w roi i lawr. Tymer sy'n troi ar geiniog a bortreadir yma, a Morris dawelach, ddiniweitach, yn cael ei frifo i'r byw. Nid yw chwaith yn cymryd rhyw lawer o gyfrifoldeb dros y gweithredoedd hyn; yn hytrach mae'n defnyddio ei natur fel esboniad, heb awgrym y bydd yn ymdrechu i newid. *Felly yr wyf. Felly y byddaf. Derbynia fi.*

Mae pedwerydd caniad bywyd Prosser yn gweld y gallu yma i droi'n galed yn brigo'n amlwg ac yn gyson, yn enwedig, fel yn 'Strancio', pan fo'n anelu'r min hwnnw i gyfeiriad Morris. Rhamantydd rhonc yw Morris; ond er dychymyg byw a gallu Prosser yntau i ramantu, mae ganddo fwy o ddreif a syniad o'r hyn yr hoffai ei gyflawni mewn bywyd. Rhaid symud ymlaen, dringo'r ysgol – a phlygu weithiau, i drefn pethau. Ac mae un llythyr penodol y mae Prosser yn ei ysgrifennu at Morris ar 15 Mai 1923 sy'n arwyddo trobwynt ym mywydau'r ddau ac yn bwrw llewyrch ar feddylfryd y bardd wrth iddo fynd ati i gyfansoddi 'Atgof', ac sy'n fy mhwyllo innau rhag gwneud datganiadau rhy ysgubol am hawddgarwch addfwyn y cymeriad yr adwaenai'r rhai a ysgrifennodd amdano.

Mae'n agor y llythyr hwnnw gyda sylwadau cyffredinol am y tywydd, sy'n anarferol o aeafol ar gyfer mis Mai, gydag ambell gawod o genllysg yn dal i ddisgyn. Wedi dweud hynny, mae'n sylwi fod y llwyni yn eu dail arferol, a'r gog a'r wennol wedi dychwelyd eto fyth. Yna mae'n troi.

Cymysglyd yw ei deimladau pennaf, meddai. Mae'n sôn am ei farn, a sut y mae honno wedi newid ar lawer i gyfrif ers dyddiau Caernarfon. Prysura i sicrhau Morris nad yw wedi dirywio ond ei fod yn hytrach wedi ehangu ei feddyliau gyda phrofiad, gan fagu bydolwg cyfoethocach yn sgil yr hyn a fu. Mae'n cydnabod, yn gyntaf, nad diniwed oedd ei resymau am annog Morris, rywdro, i ymwrthod â chwrw; na, nid am resymau dirwest y gwnaeth ond ar sail cenfigen – cenfigen rhag y byddai Morris yn dod yn fwy o ffrindiau â Hywel, un o'i gyd-weithwyr ar staff adran argraffu'r *Herald*, am eu bod yn cydyfed. Ond fel yn ei soned, wedyn, mae'n troi'r ffaith honno ben i waered – nid ymddiheuro y mae ond dangos y cyfeillgarwch, ac yn wir y cariad a ddatblygodd, fel cyfiawnhad bron dros yr ymddygiad ymreolus hwn. Efallai mai peth untro, diniwed oedd hyn; mae'n bosib iawn hefyd y'i galwem heddiw yn enghraifft o reolaeth drwy orfodaeth (*coercive control*), wrth i'r sawl sy'n cenfigennu geisio cyfyngu ar ryddid y dioddefwr i ddewis ei ffrindiau.

Mae angerdd y llythyr hwn yn eglur yn weledol, cyn cychwyn darllen, gan faint y tanlinellu dwbl sydd ar eiriau yn y testun, ac ni thanlinellir yr un gair yn y llythyr hwn yn fwy na'r gair *lust*. Sonia Prosser am y modd yr oedd Rupert Brooke yn wfftio at gariad am ei fod yn cynnwys chwant (*lust* yw gair Prosser, fy ngair innau yw 'chwant'), gan ddweud ei fod ef yn deisyfu cyfeillgarwch am ei fod yn rhydd o'r grym hwnnw. Ond aflwyddiannus fu ymgais Prosser a Morris i gadw'r ddeubeth ar wahân; oni bai, meddai, eu bod am ddweud mai cariad a ddatblygodd rhyngddynt yn hytrach na chyfeillgarwch yn y lle cyntaf, ac mai dyna pam iddo droi'n berthynas rywiol. Dywed mai'r prawf sicraf o gariad rhwng gŵr a gwraig yw gallu parhau i garu ei gilydd yn gynnes wedi i'w perthynas ddatblygu'n un rywiol, ac mae'n cyffelybu yr hyn a ddigwyddodd rhyngddo ef a Morris i hynny. Ymestynna drwy ddroriau'i eirfa am derm i ddisgrifio'r hyn y daethant i fod. Mae'n canfod *male lovers*.

Yn ystod y broses o gribinio'r archif ar drywydd yr ymchwil hwn, bu mwy nag un achlysur pryd y bu'n rhaid i mi roi'r papurau o'r neilltu, sychu fy sbectol a mynd i brynu coffi fel y gallwn eistedd am ychydig, cwpanu rhywbeth cynnes yn fy llaw, a dychwelyd i'r presennol. Dyma un ohonynt. Af yn dawel o'r stafell ddarllen, a theimlo fel llawfeddyg yn cerdded o'r theatr, gan adael llawdriniaeth agored ar y galon heb ei phwytho drachefn; gwifrau a rhydweliau yn cordeddu drwy'i gilydd ar wyneb y bwrdd. Y llythyr hwn, – er darllen a dehongli digon i ailddychmygu cyfnod Caernarfon a pheth o'r gorfoledd a'r gwewyr a berthynai iddo – y llythyr hwn yw'r man lle y gwelaf, am y tro cyntaf, roi diffiniad personol i'r hyn a fu rhwng Edward Prosser Rhys a Morris Thomas Williams yng nghyfnod byr eu cyd-fyw. Darllenais am hiraeth y naill am y llall, a cherddi a dystiai i ddyfnder y berthynas; ond mae grym y geiriau bach, Saesneg hynny yn y llith anodd hwnnw, yn fy nghodi am eiliad, a'm gollwng yn wahanol. Daw'r dagrau oherwydd mai yn y llythyr lle mae Prosser ar fin rhoi'i gyllell yng ngobeithion Morris am ddyfodol i'w perthynas fel mwy na chyfeillion agos, y mae'r iaith yn dechrau dod.

Wedi f'ailnerthu â chaffîn, dychwelaf ar hyd y carpedi coch a thrwy'r giatau electronig at y ddesg, a'r llythyr agored sy'n troi yma yn gyfres o gwestiynau i'w hateb, ac yn hen addunedau i'w torri; yr adduned y byddaf yn ei chanfod yn aml yw honno i gyd-fyw â'i gilydd dan yr un to eto – nid mewn tŷ lojo fel yn nyddiau Caernarfon, ond yn eu cartref cysurus eu hunain. Rhown unrhyw beth am gael gweld ochr Morris o'r ohebiaeth; dychmygaf yr herfeiddiwch naïf, annwyl yn byrlymu yn ei lythyrau ond i hwnnw gael ei dorri i'r byw gan realaeth Prosser. Cyfeiria Prosser at Dot, y cariad a adawodd yng Ngheredigion pan symudodd i Gaernarfon; sut y carai honno'n angerddol a chredu mai hi oedd ei enaid hoff cytûn nes i Morris ei swyno oddi wrthi. Does neb, meddai, wedi ei hudo yr un fath ag o ers hynny chwaith, ond mae'n dweud yn bendant y bydd rhywun, rywdro – yn fuan, synhwyra – â'r ddawn i wneud hynny, ac mai merch fydd honno. Does dim amau, dim cwestiynau, dim pendilio. Dyma'r callio, y sadio; gweld synnwyr. *Rydw i'n tyfu i fyny, ac mae'n hen bryd i tithau hefyd.*

Ond heb y freuddwyd honno, wel, byddwn yn dal i fod yn bennaf cyfeillion, meddai; yn dal i ohebu a rhannu, yn dal i gyd-gwrdd a chydymdrechu, ond heb chwant. At enethod, meddai, y dylem fod yn cyfeirio'n chwant; dyna yw trefn naturiol pethau, ac ni ddylai chwant fod yn rhan o'r cariad sy'n bodoli rhwng dau ddyn. *Gut punch*. Dychmygaf Morris yn derbyn y geiriau hyn; Morris, sy'n bell o'r meddylfryd hwn, sy'n parhau i ddal rhyw obaith am ddyfodol fel dau gymar; Morris, yn rhoi'r llythyr i lawr â llaw grynedig ar y bwrdd yn y Groeslon, anadlu llafurus ei dad yn llenwi'i glyw o'r stafell nesaf; Morris, a'i fywyd a'i freuddwydion yn briwsioni yno, ar y papur ac ar y gwely angau. A'r modd y caeodd y llall ben y mwdwl mor ffwrdd-â-hi o arferol, fel nad yw'n deall ei dderbynnydd o gwbl. Sgwrs, ddiwedd yr wythnos. Angen mynd i Forfa Du. Setlo materion personol. Cyffredinedd.

Bydd Prosser yn rhoi halen ar y clwyf a agorodd yn ei lythyrau dilynol hefyd, yn dilyn ymatebion emosiynol gan Morris, yn crybwyll eto'r syniad o gyd-fyw. Gan gyfeirio at gyfnod byr Morris yng Nghaerfyrddin cyn dychwelyd i Gaernarfon a'r *Herald* er mwyn bod yn nes at ei dad yn ystod ei wythnosau olaf, mae'n gofyn a gyfarfu â merch y gallai gyd-fyw â hi yn y dref honno. Sonia, hyd yn oed, fod J. M. Edwards wedi crybwyll merch Dyfnallt, y bardd-bregethwr sy'n weinidog yng Nghaerfyrddin. Mae'n rhybuddio yn erbyn y perygl y byddan nhw ill dau'n troi yn hen lanciau heb obaith priodi, gan eu cyferbynnu â'i J. T. Jones iau, sydd wedi disgyn mewn cariad ac yn canlyn ysgrifenyddes breifat. Ac yna, ar y dydd Sadwrn cyn y Llungwyn, daw'r ergydion casaf eto, o bosib. Mae'n amlwg i Morris gyfeirio at 1921 fel 'toriad gwawr' yn ei fywyd yn y llythyr blaenorol; ond disgrifia Prosser y flwyddyn honno fel un yn llawn eiddigedd a dadlau, o frad ac o ofid, o *nychdod*, hyd yn oed. Blynyddoedd gorau ei oes hyd yma yw 1922 a 1923; blynyddoedd yr ymsefydlu yn Aberystwyth ac o ddringo ym myd *Y Faner*, o ymbarchuso a chymwynasu, o waith caled a llwyddiant yn ei sgil. Dyna'r pethau sydd arno eu heisiau erbyn hyn, ac mae dyddiau Caernarfon fel arall fyd.

Yna, yn niwedd Mai, daw'r ergyd anochel o golli'i dad i ran Morris. Rhyfeddaf at neges gydymdeimladol Prosser, sy'n gynnes, yn gefnogol a chysurlon; a rhyfeddu lawn cymaint iddo allu cyfansoddi'r llythyrau blaenorol o wybod fod y tad yn ei gystudd olaf. Anodd yw credu fod y llythyrau a anfonwyd o Aberystwyth ar 19 Mai a 29 Mai wedi'u hysgrifennu gan yr un awdur; mae'r ail yn deyrnged i'r tad ac i'r mab yn yr un gwynt, yn graff i gryfderau'r ddau enaid, ac felly'n rhoi mynegiant i'r syniad na bydd un farw tra bydd y llall fyw. Mae'n hyfryd ac yn dyner. Ac eto i gyd, tybed nad yw absenoldeb Prosser o'r angladd yn arwydd o rywbeth sy'n dechrau sefydlu yn y bwlch rhyngddynt, gan arwyddo'r symud pendant i dir cyfeillgarwch yn unig a thrymder gofynion gwaith Prosser, na fydd ball arnynt weddill ei oes?

Rywbryd wedi'r cymhlethdod hwn oll, rhwng y pethau a fynegwyd a'r pethau sy'n aros heb eu dweud, y daw Mari i fywyd Prosser. Yn wahanol i'r merched y bu'n sbecian arnynt ar ddiwrnod y fflyd, ac yn wahanol i'r rhiain wen ei gwisg a wêl ac y gwiriona llefarydd 'Atgof' arni o bell ger y dŵr, mae'r ferch hon yn cerdded, yn llythrennol, trwy ddrws ffrynt ei fywyd. Mae Mary Prudence Hughes, o roi iddi'i henw llawn, yn glerc i'r *Cambrian News* dan yr unto â swyddfa golygydd *Y Faner*. Fe'i disgrifir gan Rhisiart Hincks fel cymeriad 'tawel a chartrefol', a thrwy hynny cyflawnir rhagdybiaeth Prosser na fyddai'n hir cyn i rywun gyrraedd a fyddai'n cymryd lle Morris fel gwrthrych ei serch. Bydd yn ei chanlyn am flynyddoedd cyn priodi ac ymgartrefu â hi ym 1928. Mae'n siŵr mai am sŵn troed Mari y mae Prosser yn aros yn y soned 'Disgwyl', a gyfansoddodd ym 1927. Wrth i wrthrych ei obeithion ddynesu, 'Saetha sioc,'

> Rhyw oeraidd sioc o siomiant drwyddwy'n lân.
> Nid am nad wy'n ei mynnu o lwyr serch,
> Ni laciodd dim o'n clòs bartneriaeth ni,
> (Mae 'mreichiau yn dyheu amdanat, ferch,
> Geilw'r hyn ydwyf am yr hyn wyt ti).
> Eithr am mai gwael pob sicrwydd – ond o draw,
> A ffôl pob disgwyl – ond am ddim ni ddaw.

Yn cordeddu dan wyneb y llinellau hyn mae'r holl dyndra rhwng yr hyn sydd ac a fydd ac a allai fod; rhwng cyffro a diflastod, a rhwng bardd ifanc yn rhuo yn erbyn y sefydliad a'i ruthr anochel tua sefydlogrwydd a pharchusrwydd canol oed. Cymharaf yr 'oeraidd sioc o siomiant' â 'phenllanw gorchfygol' 'Atgof'; dwy wefr gyferbyniol. Dyma gerdd gan ddyn yn ei ugeiniau sydd wedi profi'r ddau beth, ac mae'i natur yn dal rhyw afael ar yr hyn a roddodd yr *hit* cryfaf iddo, er y gŵyr mai'r sicrwydd y daw'r ferch y mae'n ei charu rownd y tro ac i'w freichiau sy'n cadw'i bwyll; yn ei rwystro rhag crwydro'n rhy bell o'r llwybr disgwyliedig.

It's just a phase. Heddiw, pe byddid yn mynd ati i lunio rhestr o'r pethau i beidio â'u dweud wrth rywun sy'n dod allan fel person LHDTC+, byddai'r ymadrodd hwnnw yn un ohonynt. Mae'n annilysu, yn bychanu, yn canoli'r profiad *cishet* fel rhywbeth i ddychwelyd ato, unwaith y bydd pethau wedi sefydlogi. Mae'n anghefnogol, yn dweud 'dwi ddim yn dallt, ond dwi ddim isio dallt chwaith'.

Efallai mai dyma'r peth mwyaf amhoblogaidd a ddywedaf am 'Atgof'. Rydw i'n dweud mwy o lawer o bethau da, cofiwch; ac yn dal i ddychwelyd at gyd-destun ei chyfnod, ei hawdur, hyn oll. Ond mae 'Atgof', er ei bod yn eiconig, hefyd yn dweud yn go blaen: *it's just a phase.* Cyfnodau i symud drwyddynt er mwyn cyrraedd sicrwydd a gwastadedd aeddfedrwydd yw'r arbrofi rhywiol, sydd, fe gofiwn, yn gadael gwrthrych y gerdd yn teimlo'n wag ac edifarhaus ym mhob sefyllfa. Yn ei lythyr at Morris yn Ffrainc ar 23 Medi 1924, mae'n chwerthin yn wyneb y bobl yng Nghaernarfon sy'n sibrwd fod y trydydd caniad yn hunangofiannol, ac am y pethau anllad a fu rhyngddynt y tu ôl i'r llenni cau yn eu lojin yn Heol Elinor, fel nad oedd dos o *homosexuality* (y gair a ddefnyddia Prosser yn y llythyr) yn rhywbeth cyffredin ym mhrofiad unrhyw lanc ifanc. Mae'r frawddeg yn taro rhywun yn oleuedig iawn ar y darlleniad cyntaf, ond mae yma wamalrwydd sy'n gadael blas anfoddhaus hefyd – am fy mod yn gwybod erbyn hyn, efallai, fod y berthynas hon erbyn adeg yr ysgrifennu yn meddu ar arwyddocâd gwahanol iawn yn llygaid ei chydrannau unigol. *It's just a phase.* Fesul *phase* yr aiff caniadau 'Atgof', gan derfynu gyda'r llefarydd, mewn gwirionedd, yn plygu i drefn fwy confensiynol, fel y gwnaeth y bardd yn ei fywyd ei hun.

Ymhlith y llyfrau sydd ar ei restr ddarllen yng nghyfnod y newid hwn mae *Married Love*, cyfrol neilltuol ddylanwadol gan Marie Stopes, a gyhoeddwyd gyntaf ym 1918, ac a gafodd fensh, mae'n debyg, mewn dwy o gyfresi *Downton Abbey*. Ymhell cyn imi wybod hynny, gydag embaras nid bychan yr ydw i'n casglu fy llawlyfr cant oed i ryw priodasol o lyfrgell y dref yng Nghaernarfon er mwyn cael syniad o'r hyn y mae Prosser yn ei ennill o'i ddarllen, a pham ei fod yn annog Morris i wneud hefyd. Mae *Married Love* yn gwbl anghyfreithlon yn yr Unol Daleithiau tan ddechrau'r 1930au, ac fe'i gwrthodir i gychwyn gan gyhoeddwyr rif y gwlith gan mor ddadleuol y cynnwys. Mae Stopes nid yn unig yn trafod rhyw fel un o gynhwysion priodas hapus, ond yn rhoi sylw i bleser, dulliau atal cenhedlu, a phwysigrwydd cydraddoldeb mewn perthnasau rhywiol. Mwy anllad na hyn oll yw'r ffaith bod y pethau hyn wedi'u hysgrifennu gan fenyw, wrth gwrs. Yn arwyddocaol wrth feddwl am Prosser yn ei darllen, mae'r gyfrol yn bodoli yng nghyd-destun cydnabyddiaeth fod gan fodau dynol chwant am ryddid, ac am ddod i adnabod eu hunain yn feddyliol a chorfforol; ond mai perthnasau monogamaidd rhwng gŵr a gwraig gyda'r nod o fagu teulu yw'r hyn y dylid ymgyrraedd atynt yn enwau llawnder a boddhad.

Mae'n amlwg i mi, hyd yn oed heddiw, fod pethau i'w hedmygu yng ngwaith Marie Stopes i gael pobl i ddeall rhyw, a dwyn y siarad amdano o'r cysgodion; yr hyn y mae Prosser ei hun yn dymuno ei gyflawni hefyd, wrth gwrs. Hawdd yw dychmygu Stopes, yn ddi-gyd-destun, fel eicon ffeministaidd y dylid dyrchafu'r cof amdani a'i gwaith i'r entrychion. Ond pwylled. Mae'r cyfan yn hawdd dod o hyd iddo â gwgliad chwim. Y blotyn du mawr wrth enw Marie Stopes yw ei chysylltiad â'r mudiad ewgeneg, gwyddor y mae diffiniad *Geiriadur Prifysgol Cymru* ar ei chyfer yn ddigon i fferru'ch gwaed; y wyddor o '[w]ella'r hil ddynol drwy ddefnyddio bridio dethol i gynyddu nodweddion etifeddol dymunadwy'. Dadleuai'n frwd dros sterileiddiad gorfodol pobl a ystyrid yn feddyliol neu gorfforol anaddas i atgenhedlu; gwrthwynebai briodasau hil-gymysg a chredai y dylai plant priodasau o'r fath gael eu sterileiddio ar enedigaeth; ac y tu ôl i'w hymdrechion i gael cyflenwadau o ddulliau atal cenhedlu i bobl dlawd roedd ei hargyhoeddiad na ddylai pobl o'r fath fod yn planta o gwbl. Mae'n eironig ddychrynllyd, o gofio ein bod yma'n dychmygu Prosser yn dod dan ei dylanwad, ei fod ef yn fwy na thebyg, trwy fyw gyda'r ddarfodedigaeth, yn un o'r bobl y byddai Marie Stopes yn credu eu bod yn anghymwys i ddod yn rhieni ac y dylid eu gorfodi'n gyfreithiol i gael triniaeth i sicrhau na fyddent byth chwaith.

Aiff Prosser i'r Eisteddfod Genedlaethol yn yr Wyddgrug ar ddechrau Awst 1923. Mae'n cydletya â Cynan, hwnnw'n cael y Goron – ei ail mewn cyfnod o dair blynedd am ei bryddest i'r 'Ynys Unig' – a hawdd dychmygu fod llwyddiant ei gyfaill yn haearn yn erbyn haearn ei gymhelliant yntau i roi cynnig o ddifri amdani y flwyddyn nesaf. Mae bod yn orbit Cynan – a'r ffaith ei fod yn prysur enwogi yn ei hawl ei hun rhwng sgandal 'Y Tloty', y ffaith bod *Gwaed Ifanc* ar y gweill gyda John Eilian, a chymryd y llyw yn swyddfa'r *Faner* – yn dod ag o i gysylltiad agos â'r mawrion. Caiff ei gyflwyno i Syr John Morris-Jones ac i Gwili, un o feirniaid Coron Pont-y-pŵl ymhen blwyddyn, ac mae'n treulio amser yng nghwmni Iorwerth Peate, Crwys, Caerwyn, T. Gwynn Jones, Moelona, Pedrog ac eraill. Mae pethau ar gerdded gyda'r syniad o sefydlu plaid wleidyddol genedlaethol i Gymru yn yr Eisteddfod honno hefyd, a cheir nifer o gyfarfodydd arwyddocaol. Fis wedi'r Eisteddfod, mae Prosser yn mynd i gyfarfod gwleidyddol yn Llandrindod a chael cyfarfod Saunders Lewis o'r diwedd. Ar nos Iau'r gynhadledd, mae'r ddau yn mynd i gerdded yn y bryniau gerllaw'r dref a chymryd atynt ei gilydd yn fawr. Daw Saunders yn un o'r cyfeillion y bydd Prosser yn falch o gael dibynnu arnynt ymhen blwyddyn; a thybed nad yn un o'r seiadau cyntaf hynny ym mryniau Sir Faesyfed y sonia Saunders wrth Prosser am gyfaredd gwaith James Joyce, gan roi copi o *A Portrait of the Artist as a Young Man* yn ei law a'i annog i'w ddarllen?

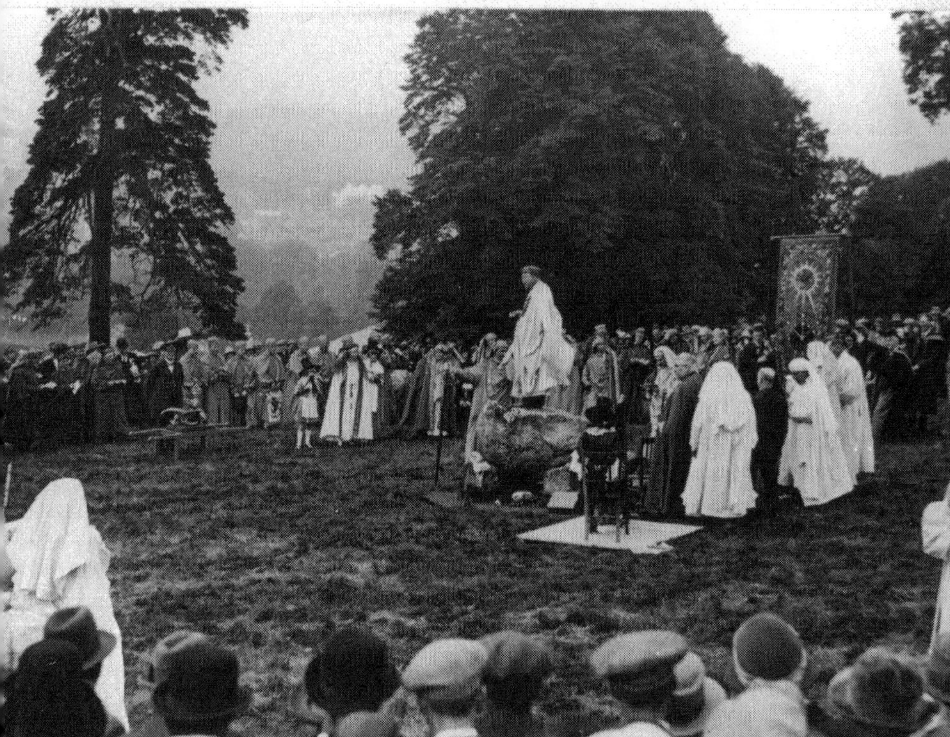

PENNOD 9

ATGOF

Mae'n bnawn Sul eto, a Prosser mewn cwmwl o fwg sigaréts wrth dân Morfa Du. Nid yw'n smociwr gyda'r trymaf fel arfer ond nid gwaith cyffredin sydd wrth law. Daw ei fam heibio bob hyn a hyn ar ryw neges rhwng pantri a buarth, cwpwrdd a thân, ac ymhlith synau cyfarwydd ei laslencyndod y daw 'Atgof', drawiad wrth drawiad, i fod. Fel drych i ddechrau'r flwyddyn flaenorol wrth iddo weithio ar 'Y Tloty', teithia yma o Aberystwyth am bum penwythnos olynol, gan eillio'r mymryn lleiaf o amser cysegredig rhwng diwedd un wythnos brysur a dechrau'r nesaf. Nid nad yw'n cyfansoddi wrth fynd o gwmpas ei bethau fel arall chwaith; mae rhythmau'r caniadau yn bywiogi yn ei gamau rhwng llety a swyddfa, a phrofiadau'i fywyd ifanc yn cael eu dadsbwlio fel rholion ffilm wrth fynd:

Ni waeth pa le y cerddwn, na pha bryd
Drwy rug y rhos, neu dros y mynydd noeth,
Dros gwysi cochion, neu drwy wair neu ŷd
Ar fore claear neu ganolddydd poeth,
Neu hwyr ysblennydd ei fermiliwn foeth, –

Ni waeth pa le, rhusiai fy nghalon, hi,
Rhag rhywbeth rhyfedd a'm dilynai i.

Ni welswn i ei ffurf â'r llygaid hyn
Sy'n gweled ffurfiau dynion; diau yw
Na chlywais i ei air â'r clustiau hyn
Sy'n clywed geiriau dynion; ond nid byw
Ffansi hedegog, rhith niwrotig ryw
Mo'r Rhywbeth hwnnw a'm disodlai o hyd
Ond pwer sicr – sicrach na dim o'r byd.

Na. Mae'n agor yn rhy ... yn rhy sionc a hardd, ac nid cerdd felly mohoni. Caiff y penillion hyn eu torri yn ddidostur, a bydd yn rhaid cychwyn o'r cychwyn. Ond 'rhusio' ... mae'n hoffi'r gair hwnnw. Mae'n awgrymu panig, dychryn; nid cerdded dibryder dros dir âr a chaeau'r cynhaeaf a thrwy fachludoedd fermiliwn, ond rhedeg rhag rhywbeth trech na'r rheiny i gyd. A hwyrach nad oes angen llafurio gormod i bwysleisio mai llais o darddiad anweladwy sy'n mynnu dilyn y llefarydd; tybed a fyddai'n gweithio i ddangos hynny, yn lle'i ddweud? Mentro eto, dychwelyd o fewn terfynau cyfarwydd y soned, a'i chael y tro hwn. *Mi rusiais rhagddo drwy flynyddoedd blin / Ieuenctid nwydus* ... Dyna'r tyndra, o'r cychwyn.

Gydag o at ei waith daw â'i stôr o ddarllen; y geiriau a'r gweledigaethau y bu'n eu cywain i'w ben dros y blynyddoedd a fu ac y clywsom am eu dylanwadau amrywiol arno; daw Parry-Williams a Housman a Joyce at ei benelin gerllaw'r tân ar y dychweliadau penwythnosol hynny i Forfa Du yng ngwraidd 1924. Ond mae'n dal i ychwanegu at yr hyn sydd ganddo hefyd.

Soniwyd am Saunders Lewis yn codi cwr llen ar waith Joyce iddo, gan roi iddo ym mhrotagonydd *A Portrait* ac *Ulysses* ei ffugenw ym Mhont-y-pŵl – *Dedalus*. Mae llawer mwy o Stephen Dedalus yn 'Atgof' na'i enw, hefyd; y portread o aeddfedu rhywiol, yr ymdrechion Freudaidd hynny i wasgu caead ar ei reddfau, a gwreiddiau'r hyn a daflunnir ym mhrofiad yr awdur. Un ddelwedd benodol sy'n mynnu cadwyno Joyce a Prosser wrth ei gilydd yn fy mhen i, wedi darllen gwaith y ddau, yw honno o fenyw ifanc yn ymdrochi mewn dŵr môr; a'r dyn sy'n ei gwylio o bell yn consurio yn ei feddwl gysylltiad chwantus, dieiriau rhyngddynt. Joyce yw'r awdur sy'n rhoi trwydded i Prosser gredu y gall unrhyw beth fod yn destun gwaith artistig; y gall celfyddyd fawr darddu o gyffredinedd neu o aflendid, hyd yn oed. Aiff hefyd ati cyn diwedd 1923 i ddarllen *Jude the Obscure*, nofel olaf Thomas Hardy, y dywed Rhisiart Hincks iddo gael ei benthyg gan Evan Jenkins, gyda chopi o *Essays of a Biologist*, Aldous Huxley. Cyhoeddwyd y nofel yn nawdegau'r bedwaredd ganrif ar bymtheg, ond hyd yn oed a bron i ddeng mlynedd ar hugain wedi mynd heibio, mae'n dal i gael ei hystyried yn waith blaengar a dadleuol. Er mai ysgrifennu y mae'r Hardy hŷn dan gysgod dadfeiliad ei briodas ei hun, gall Prosser uniaethu ag o ar sawl cyfrif hefyd. Mae'r ddau yn feibion i grefftwyr cefn gwlad, y naill i of ar y Mynydd Bach a'r llall i saer maen o bentref Higher Brockhampton ger Dorchester yn Dorset – saer maen fel prif gymeriad ei nofel, Jude Fawley. Cafodd y ddau blentyndod tlawd, ond un nad oedd heb garedigrwydd ac anogaeth i ymddiddori mewn diwylliant ac ymdrwytho mewn llenyddiaeth, diddordebau a gododd y ddau o amgylchiadau'u mebyd i gylchoedd tra gwahanol. Byddai profiad yr *obscure* a fynegai Hardy yn ei nofel yn gyfarwydd i'r ddau hefyd; y pryder hwnnw sy'n perthyn i'r sawl sydd o gefndir iselraddol wrth geisio llywio'i hun trwy gymdeithas ddieithr a'i disgwyliadau, a'r heriau sy'n ei wynebu.

Mae cysgod cynllun *Jude* ar 'Atgof' hefyd; mae'r llanc ifanc sensitif y down i'w adnabod ym Marygreen ei blentyndod, sy'n cael ei labyddio gan amaethwr am adael i'r brain hel eu boliau ar ei gnydau yn hytrach na'u dychryn fel y dylai, yn sylwgar – onid gorsylwgar – at natur a ffaeleddau dyn, fel y bachgen ifanc sy'n gweld dedwyddwch 'yn nychu a darfod yn y cartref bach'. Dawn cydymdeimlad a meddwl dwfn Jude Fawley yw ei faen tramgwydd a'i ogoniant; felly hefyd lefarydd 'Atgof'.

O ragymadrodd y bardd i 'Endymion' gan John Keats – cerdd arall sydd wedi'i rhannu'n bedair adran – y caiff ei epigraff:

> The imagination of a boy is healthy, and the mature imagination of a man is healthy; but there is a space of life between in which the soul is in a ferment, the character undecided, the way of life uncertain, the ambition thick-sighted ...

Efallai mai hon yw'r ymgais fwyaf amlwg gan Prosser i gyfiawnhau ei hyfdra gyda'r thema; rhoi geiriau un o feirdd Rhamantaidd mawr Lloegr wrth frig ei gerdd yntau. Mae'n cyfleu i'r dim sut y mae Prosser ar un llaw am weld mwy o drafod agored ar rywioldeb a chwant, ond ar yr un pryd yn grediniol fod amser yn dod yn oes dyn y disgwylir y bydd yn codi rhag mympwyon a dryswch ei ieuenctid a chyrraedd rhyw fan gwastad, aeddfed, ac yn gadael y pethau hynny y tu ôl iddo. Eto, *it's just a phase*.

Mae'r soned yn gwneud synnwyr. Ar y mesur hwnnw y canodd Prosser ei gerddi gorau i gyd, hyd yma. Mae'r mydr yn llithro ohono; llinellau'n ymrithio'n ddecsill ddiymdrech, a thrywydd ei ergyd yn gwasgaru'n hafal dros bedair llinell ar ddeg. Hwyrach mai ef yw'r cyntaf i wneud ymgais o ddifri i gadwyno'r mesur i greu cerdd hir; rhaid i gân fentrus ei mentro hi bob ffordd. Mae'n dychwelyd o hyd at un arall sy'n feistr ar y soned, ei hen arwr, Parry-Williams. Tybed sawl tro y bydd yn bodio eto'r tudalennau lle'r argraffwyd pryddest 'Y Ddinas' ac awdl 'Eryri', cyn gorffen ar y gwaith mawr hwn?

Ar un adeg, mae ar ei gyfaill a'i gyd-weithiwr Dewi Morgan awydd i roi cynnig am y Goron ym Mhont-y-pŵl, ond cytuna'r ddau i beidio â chystadlu yn erbyn ei gilydd. Teimla Prosser mai hon yw cân ei galon; hwyrach na theimla ei is-olygydd mor angerddol. Efallai bod y sgwrs rhyngddynt yn un fwy tanllyd na hynny – yn ddadl, hyd yn oed – ond beth bynnag y drafodaeth, i Eisteddfod Pentrefoelas dan feirniadaeth Cynan y cynigir cerdd Dewi. Mae testun Pentrefoelas, 'Pethau Nad Anghofiaf Byth', yn ffitio pryddest ar 'Atgof' fel maneg, ac i Dewi yr aiff y gadair, ar hirddydd haf 1924. Drwy sbectol y ganrif hon, mae'n hawdd meddwl mai tro gwael iawn a wnaeth ag ef ei hun trwy gytuno i yrru'i gerdd i eisteddfod leol yn hytrach nag i'r Genedlaethol Fawr; ond mae eisteddfodau lleol ac Eisteddfodau Lleol. Mae Eisteddfod Gadeiriol Pentrefoelas yn y cyfnod hwn yn ddigwyddiad is-genedlaethol o'r iawn ryw – meddylier am bymtheg mil o ymwelwyr mewn diwrnod a deg ar hugain o gorau yn tyrru i gystadlu. Evan Jenkins, Ffair-rhos, a ddaw yn ail i Dewi, ac mae Caradog Prichard yn y ras yn rhywle hefyd, yn arbrofi gyda'r thema fawr a ddaw â choronau cenedlaethol yn un rhes iddo ymhen ychydig flynyddoedd – salwch meddwl ei fam. *Rhy* realaidd yw ei bryddest ef, medd Cynan.[19] Rhy realaidd, hwyrach, am mai ysgrifennu o'r clwyf agored yn hytrach nag o'r graith ar ei ôl y mae Caradog ym 1924, a'i fam newydd ei derbyn i'r ysbyty meddwl yn Ninbych. Caiff Dewi Morgan ei awr fawr ym Mhwllheli ymhen blwyddyn arall, pryd y caiff y Gadair Genedlaethol am ei awdl i 'Gantre'r Gwaelod', a Prosser, mae'n siŵr gen i, yn ymfalchïo cymaint â neb yn ei gamp.

Bob dydd Llun, mae'n dychwelyd i'r swyddfa yn Aberystwyth i gychwyn ei waith ar rifyn arall o'r *Faner*. Yno, wrth fynd o gwmpas ei bethau, mae'n darllen sonedau'r Sul i Dewi, a hwnnw'n rhyfeddu at eu glendid gorffenedig. Yn ôl Dewi, ganddo ef y daw'r awgrym i hoelio pob caniad wrth aroglau penodol; hwyrach mai rhyfygu mae hwnnw, gan fod cysylltu synnwyr â lle, amser a phrofiad yn nodwedd gyson yng ngherddi'i gyd-weithiwr. Beth bynnag am hynny, dyna wefr fyddai cael profi 'Atgof'

[19] Yn ei sylwadau ffiaidd ar 'Atgof' (gweler tudalen 142), cyfeiriodd W. A. Lewis at sylw a wnaeth Cynan wrth feirniadu pryddestau Pentrefoelas: 'O Rialaeth! Y fath anfadwaith a wneir yn dy enw!'

yn cael ei phwytho ynghyd fesul wythnos! Mae J. M. Edwards yntau'n taro heibio i Prosser ym Morfa Du ac yn tystio i dwf y bryddest. Yn rhywle ar y lôn gefn rhwng Moriah a Chofadail, efallai, y clyw rywfaint ohoni yn llonyddwch miniog un pnawn hwyr y mis Ionawr hwnnw, profiad y bydd yn ysgrifennu amdano ymhen blynyddoedd yn ei gerdd goffa i'w gyfaill:

> Cofio hefyd un bythgofiadwy hwyrddydd
> Dan "fasarn llaes"[20] hyd lonydd bach Trefenter,
> Clywed ar donnau yr unigrwydd acenion
> Dy newydd gerdd a'i menter.

Aiff i ofal mawr gyda'r gwaith, er mor fyr y cyfnod, ac mae fersiwn llawysgrif y gerdd yn frith o fân nodiadau ar strwythur llinellau unigol, yn aml er mwyn ystwytho'r mydr. Newidia ail linell yr ail soned o 'Gerdd drwy fy ffroenau' i 'Drwy'r ffroen a gerdda'; yn Soned 7, aiff 'Fynnai fod cariad dau yn fwy na'u Rhyw' yn 'Fod cariad dau yn rhywbeth trech na'u Rhyw'. Weithiau mae'n gwneud cywiriad cyn newid ei feddwl, a'i groesi allan drachefn gyda marciau pendant ei ysgrifbin. Dro arall, mae marc cwestiwn unig mewn pensel yn hofran fel glöyn byw wrth ymyl llinell, a dyn yn ymbalfalu i ganfod ffynhonnell yr ansicrwydd, gan adnabod y teimlad yn iawn. Manion gair penodol sy'n mynd â'i ymdrech weithiau – 'adnabai' yn troi yn 'adwaenai' (Soned 1), 'anwybyddu' yn 'ddiystyrru [sic]' (Soned 15), a 'glendid' yn 'cariad' (Soned 23).

Ni wn sut un oedd Prosser gyda dedlein eisteddfodol. A yw wrthi'n cywiro a chymhennu tan yr eiliadau olaf? Rhaid yw dal y post, wrth gwrs; dim o'r hofran hwnnw uwch y botwm *Send* am chwarter i hanner nos y des i'n gyfarwydd ag o mewn cystadlaethau llenyddol. Dychmygaf fod y

---

[20] Gweler 'Atgof': soned 9, llinell 7, wrth i'r bardd yn ail ganiad y bryddest drefnu i gyfarfod â Mair gerllaw'r llyn lle 'Roedd Byw yn ganu yn y masarn llaes / A Byw yn brancio ar y mynydd mawr'.

newyddiadurwr cydwybodol ynddo'n gadael digon o amser cyn y dyddiad cau, a bod pecyn twt y bryddest wedi hen lanio ar ddesg yr ysgrifennydd erbyn i hwnnw gyrraedd.

Yna'r aros. Erbyn Mehefin, mae Morris – a pha ryfedd wedi'r cyfan a fu? – wedi troi'i olygon tua gorwelion newydd, ac yn dechrau ymgartrefu ymhlith rhyfeddodau dinas gyfandirol Paris. Gydag iaith ac arferion cwbl ddieithr yn byrlymu o'i gwmpas, mae'n amlwg fod llythyrau llawn bywyd yn cyrraedd Aberystwyth gan gysodydd y *Continental Daily Mail*. Mae Prosser, ar y llaw arall, yn llwyr argyhoeddedig na ddaw dim o'i bryddest ym Mhont-y-pŵl, ac mae'n teimlo'n sicr hefyd – yn sicrach fyth, efallai – na fydd Cynan yn cael y Gadair, wedi gweld y gerdd sydd ganddo yn y ras a barnu mai hawl simsan sydd gan honno ar gael ei galw'n awdl, er campused ei chynllun. Rydw i'n adnabod yn iawn ei wingo wrth agosáu at ddyddiad y *dylwn-i-fod-wedi-clywed-rhywbeth-erbyn-hyn*. Gan arwyddo'i ddiffyg hyder – nid yn ei waith, mewn difri, ond y beirniaid – gofala am argraffu rhediad destlus o gopïau o'i bryddest fel pamffled yn swyddfa'r *Cambrian News*. Mae'r rhain yn barod gryn amser cyn dyddiad yr Eisteddfod, fel y tystia'r nodyn yn llaw'r bardd oddi mewn i glawr copi Morris, 'I'm cyfaill cywiraf', a ddyddiwyd 17 Gorffennaf 1924. Aiff copi hefyd at Saunders Lewis, a chaiff ei galonogi gan ymateb ei gyfaill newydd sy'n credu ei bod yn gerdd bwysig, iachusol i farddoniaeth y Gymraeg. Gan wybod y bydd y bryddest yn tynnu nythod cacwn o bob cyfeiriad dan yr amgylchiadau hynod annhebygol y caiff y bardd a'i cyfansoddodd goron am ei ben, rhydd Saunders yr hawl i Prosser gyhoeddi'i lythyr canmoliaethus os daw'r angen.

Wedyn, sgŵp! Nid o ffynhonnell eisteddfodol swyddogol ond o enau aelod o banel y beirniaid, sef Crwys. Gwelodd Cynan ei gyfle i gael hanes y pryddestau ganddo pan oedd yn aros ar aelwyd y teulu ym Mhwllheli wythnos 23 Gorffennaf, gan yrru'r newydd da ar frys at gyfaill ar binnau yn Aberystwyth. Wedi trefnu i Caradog Prichard ddod i lawr i redeg pethau yn swyddfa'r *Faner* am gyfnod, daw'n bryd ymhen dim i droi tua Phont-y-pŵl, felly; ei choron a'i cherydd.

Yn y dref brysur honno y bu inni gyfarfod â gwrthrych ein hanes gyntaf, yn haul llygad goleuni Gorsedd a gwlad ac yn fuddugoliaethus dan ei benwisg gain. Dyna ysgubo *Dedalus* o'r neilltu a dwyn Edward Prosser Rhys o flaen y miloedd; a chyrraedd tir cyfarwydd mewn astudiaeth yn llawn damcaniaethu, wrth i 'Atgof' sefyll o flaen ei gwell a'i gwaeth yn llys y farn gyhoeddus. Yma, yn fwyaf sydyn, y teimlaf fod gwedd greadigol y gwaith yn llithro o'm gafael braidd, gan mai dyma'r rhan o'r stori sydd wedi'i dogfennu orau eisoes.[21]

Ers rhai blynyddoedd bellach rydym wedi arfer cael darllen cerddi'r Goron ar y we wedi'r seremoni, i'r rhai ohonom sy'n barod i ymrafael â chysodiad afreolus a diffyg WiFi mewn pebyll a charafanau tywyll er mwyn cael y blas cyntaf un ar ddawn a dweud y bardd a goronwyd – pwy? Enw newydd, gobeithio. Rhywun annisgwyl. Cyn y datblygiad diweddar hwn, byddai'n rhaid i'r tameidiau a ddyfynnwyd o'r llwyfan aros pryd nes bod modd prynu cyfrol y *Cyfansoddiadau* gan y gwerthwyr powld gyda'u bochau hufen iâ, toc wedi pump ar bnawn Gwener yr ŵyl. Hwyrach y byddai'r bardd ei hun wedi darllen y gwaith mewn rhyw ddigwyddiad neu'i gilydd ar y Maes neu'r ffrinj eisteddfodol; ei gynulleidfa'n dal ar bob gair.

Ond cyn i ni droi at y gwaith buddugol, aroglau'r inc newydd a'r papur ffres, mae pethau eraill o bwys yn digwydd ym Mhont-y-pŵl.[22]

---

[21] Ar dudalennau 91-109 yng nghofiant Rhisiart Hincks y ceir y cofnod mwyaf cynhwysfawr o'r wythnosau a'r misoedd yn dilyn coroni a chyhoeddi'r bryddest.

[22] Fel nodwyd wrth drafod Eisteddfod Genedlaethol Caernarfon 1921 ym mhennod 6, yr arfer (newydd) ar y pryd oedd cyhoeddi cyfrol fechan ar y Maes a gynhwysai'r prif gyfansoddiadau buddugol yn unig; cyhoeddid pigion y beirniadaethau yn y papurau newydd, ond byddai'n rhaid aros cryn amser i gyfrol lawn y *Cyfansoddiadau* ymddangos o'r wasg.

Bnawn dydd Iau, 7 Awst – er gwaethaf pob amheuaeth o du Prosser – un arall o drindod cyd-letywyr y Clarence Hotel sy'n ennill y Gadair. Mae Cynan yn ffigwr amlwg gyda dwy bryddest goronog boblogaidd i'w enw eisoes, ond nid yw hynny'n golygu ei fod yn anghyffwrdd; mae yna hen ddigon o ladd ar ei gerdd yntau hefyd. Mae'n ddadleuol am reswm tra gwahanol: ei ffurf sy'n boendod i garedigion llên yn hytrach na phriodoldeb ei chynnwys. Dewisodd Cynan ganu ei gân mewn tri-thrawiadau; mesur llithrig a charlamus sy'n mynd â rhywun i fyd yr anterliwtiau a'r baledi pen ffair – mesur y byddai llawer un yn ei ystyried yn fesur rhydd gyda'r gynghanedd sain yn ei addurno. Ond diau y gwyddai Cynan ei fod yn hwylio'n agos i'r gwynt wrth gystadlu; ac fel yn achos Prosser, roedd yn rhaid cael heibio i'r beirniaid yr un fath ac fe lwyddodd i wneud hynny, gyda John Morris-Jones yn troi at y rheolau a basiwyd yn Eisteddfod Caerfyrddin yn Awst 1819, ac Iolo Morganwg ei hun yn bresennol. Hwyrach mai trwy'i ddannedd y cydnebydd orfod cadw at y ddeddf honno – mae tinc ymwybyddiaeth o eironi'r peth yn ei esboniad yn y feirniadaeth, gyda John Morris-Jones yn un o'r lleisiau amlycaf dros ddadrithio gwir waddol Iolo – ond fe wna, gan bwysleisio yn anad dim fod Cynan wedi canu *barddoniaeth* orau'r gystadleuaeth.

Mae'r adwaith i 'Atgof' yn tanio ar unwaith bron, ond er uchafbwynt mawr a llawen Pont-y pŵl, a holl hwyl a rhialtwch y Clarence Hotel, cefnlennir y cyfan â chyfnod dwys ym mywyd personol a theuluol Prosser. Hwyrach y bu eisteddfota'n ddihangfa, ond yn orweddog yn Ysbyty Merthyr y mae llystad Mari, ei gariad, yn dilyn damwain ddifrifol yn y pwll glo; ac wrth iddo ddychwelyd i Geredigion yn goronog, daw newydd arall i'w dynnu yn ôl i'r De, sef hwnnw am farwolaeth ei frawd hynaf, David Wyre Rees. Er disgwyl y deuai'r neges alarus honno – ac yn wir, ei disgwyl yn gynt nag y daeth gan y gwyddai na byddai gwella ar ei frawd ers wythnosau – ni fentrai neb fod yr ergyd yn llai. Aiff ar ei union i

Aberdâr ar gyfer y gladdedigaeth. Caiff Caradog gadw'r mur yn swyddfa'r *Faner* am ychydig eto.[23]

Y tri safbwynt cyhoeddus cyntaf ar y bryddest yw, wrth gwrs, rhai beirniaid y gystadleuaeth – W. J. Gruffydd, Gwili, a Crwys. Mae Cynan eisoes wedi cystal â dweud wrth Prosser y byddai ef, er ei holl eangfrydedd, fel gweinidog yr Efengyl, yn petruso yn ddirfawr cyn ei choroni. Ni ellir gor-ddweud pa mor annisgwyl yw'r fuddugoliaeth hon iddo. Mae ymateb Gwili yn benbleth hyd heddiw; wrth i Crwys gall gadw'i ben i lawr, hyd y gwelaf i, aiff Gwili i glymau byw wrth geisio egluro'i ddyfarniad. Ond hwyrach fod hynny'n rheidrwydd arno hefyd, gan nad oes neb o unrhyw ochr fel pe baent yn medru deall beth yn union *yw* ei farn. Mae W. J. Gruffydd yn un sy'n ceisio'i amddiffyn, wrth drafod adladd yr Eisteddfod yn y *Western Mail* ar 21 Awst:

> Gwili plainly stated that he thought the poem would have a harmful effect on the young (and old, I presume) men and women who read it, and for that reason he judged the author deserving of censure, which he proceeded to administer as calmly and judicially as an official receiver. On the other hand, as poetry the work was, in his opinion, of very high merit, and, therefore, to the credit of his good taste and fairness as an adjudicator, he awarded it the crown. In other words, he refused to allow a vague prejudice, which is largely the outcome of an association with professional puritans, ignorant of the artistry of other nations (and, indeed, of their own) to overcome the certain convictions of a trained judgment and the unerring choice of an innate good taste. His only fault, if fault it be, was to think aloud, and to allow both the author and the author's detractors to see the struggle in his mind.

---

[23] Bu David yn weinidog gyda'r Methodistiaid ym Mlaenllechau ac Aberllechau ac yna'n rheolwr Cyfnewidfa Gyflogaeth Treorci.

To think aloud. Efallai mai rhywbeth felly yw *genre* y gyfrol hon ar ei hyd. Efallai *bod* mwy o ddiffuantrwydd yn ymateb ansicr Gwili i'r gerdd newydd, annisgwyl hon. Fel pregethwyr, fe wnaeth ef a Crwys beth mentrus wrth ei choroni o gwbl; ac mae yna elfen o drwyddedu'r penderfyniad hwnnw trwy roi rhyw fath o rybudd neu farn foesol ar gynnwys y gwaith. Yng ngholofn Parthsyllydd yn yr *Aberdare Leader* ar 23 Awst, fe awgrymir fod safle Gwili fel pregethwr ac 'athraw coleg diwinyddol' yn golygu fod yn rhaid iddo droedio'n ofalus. Cyffyrdda W. J. Gruffydd, wrth gyfeirio at anwybodaeth rhai darllenwyr, â dadl sydd yn gyffredin rhwng rhai o gefnogwyr Prosser, sef nad yw barddoni am ryw yn y Gymraeg yn beth newydd o gwbl, mewn difri, er pob gwaedd i'r gwrthwyneb. Soniwyd eisoes am Dafydd ap Gwilym a'i gyfoeswyr; tynna eraill sylw at draddodiad y baledi pen ffair, heb anghofio'r mistar ei hun, Williams Pantycelyn. Ac yna'r awgrym *delicious* gan ohebydd dienw yn y *South Wales Daily Post*:

> A well known literary figure in Welsh has a vast collection of englynion and verses besides which Mr. Prosser Rhys' poem would be but very meek and mild. These, of course, have not been printed, and are unprintable, but the collection is being preserved.[24]

Mewn oes lle mae hi'n gallu bod yn anodd dod o hyd i bobl sy'n fodlon mynegi barn o unrhyw fath ar farddoniaeth yn y Gymraeg er gwaetha'r cyfryngau diddiwedd sydd ar gael iddynt, mae'n anodd amgyffred graddfa'r drafodaeth ar 'Atgof' yn yr wythnosau a'r misoedd wedi Pont-y-pŵl. Rhwng y lladd ar y bardd a'r rhai sy'n rhuthro i'w amddiffyn, mae'r diddordeb yn y bryddest, ac felly'r galw am gopïau ohoni, yn rhyfeddol.

[24] Gwahoddir atebion (anghywir yn unig) ar gerdyn post ynglŷn ag enw'r ffigwr llenyddol adnabyddus hwn sy'n cadw casgliad enfawr (a phornograffig?) o farddoniaeth yn nrôr ei ddesg tua'r flwyddyn 1924.

Ymhen tair wythnos wedi'r Eisteddfod, mae dau argraffiad o dair mil o gopïau o'r gweithiau llenyddol buddugol wedi'u gwerthu, a rhediad arall ar y gweill, ynghyd â chyfieithiad Hywel Davies o 'Atgof' i'r Saesneg. Yr Eisteddfod sy'n ysgwyddo'r baich ariannol o gyhoeddi'r cyfieithiad, gan fentro argraffiad o ddeng mil o gopïau.

Un o'r mwyaf milain ei ymosodiad ar y bryddest yw un o *keyboard warriors* amlycaf yr oes, y Parch. W. A. Lewis, sy'n ysgrifennu yn *Y Brython*. Mae ei gyfraniad ef i'r disgwrs yn croesi ffin yng ngolwg Prosser, a hawlia – yn llwyddiannus – iawndal o hanner canpunt gan y papur am yr enllib. Dyma swm sylweddol – dros ddwy fil o bunnoedd yn arian heddiw, a mwy na dwywaith y wobr ariannol a gawsai am ennill y Goron. Fel y nofel gan Hardy oedd yn un o'r dylanwadau arni, mae 'Atgof' hefyd yn denu llid crefyddwyr blaenllaw. Gallodd Hardy ddod o hyd i hiwmor yn ei erledigaeth dros gynnwys *Jude,* fel yn y frawddeg gofiadwy hon o'i ragair i argraffiad 1912, lle mae'n bwrw golwg yn ôl ar yr ymateb ffyrnig i'w waith:

> After these verdicts from the press its next misfortune was to be burnt by a bishop – probably in his despair at not being able to burn me.

Er nad oes tystiolaeth fod Esgob Tyddewi wedi rhoi matsien i bryddest Pont-y-pwl, fe'i llosgodd yr un fath gyda'i sylwadau yn *Y Llan*. Yn anfodlon ar gyfryngu'r safbwynt dwyfol yn unig, ffansïodd hwnnw ei hun yn dipyn o feirniad llenyddol hefyd. 'Ni allwn, ar ôl ei darllen', meddai, 'gydweled â'i beirniaid fod y bryddest yn farddoniaeth wych [...]':

> Sôn lawer am y cnawd, a thipyn am y meddwl, ond dim am yr ysbryd; ond yr ysbryd a rydd i'r natur ddynol ei phrif urddas. Y mae'r ysbryd yn gymaint mwy na'r meddwl ag yw'r meddwl yn fwy na'r cnawd.

Bron na allaf weld awdur 'Y Tloty' gyda'i sôn ymfflamychol am 'ddynion crefyddol' yn gwenu'n dawel wrtho'i hun wrth ddarllen y geiriau hynny. Mae'n cythruddo'r bobl iawn, ac mae hynny'n cyfrif am rywbeth.

Mae un o'r pechaduriaid gwreiddiol a wobrwyodd y bryddest yn y lle cyntaf, W. J. Gruffydd, yn ailfrasgamu i'r frwydr ar dudalennau'r *Western Mail* ar 21 Awst mewn colofn sy'n bloeddio SECOND THOUGHTS OF AN ADJUDICATOR. Rydw i'n synhwyro fod hwnnw'n cael blas ar y dadlau; mae'n arwydd fod darllen mawr ar y gerdd y rhoddodd ef y Goron iddi, yn un peth. Cywiro camsyniadau a wna 'Atgof' meddai; camsyniadau llawer o bobl mai gweision bach i waith y pregethwyr yw'r beirdd. Mae'r Athro yn cadw'i ymateb mwyaf lliwgar i ymateb i anfoddogrwydd un o ymgeiswyr eraill y gystadleuaeth, y sawl a gystadlodd ar destun 'Atgof' dan y ffugenw *Lle Brefa'r Hydd*:

> I pass by the protest of the unsuccessful competitor who calls himself "Lle Brefa'r Hydd" as unworthy of consideration. I had to read his work, and I should not have awarded it a prize at a village Cyfarfod Llenyddol; it was just a glue-pot jumble of those dreadful clichés which have disgraced eisteddfodic verse in the past ...

Dewi Emrys yw ceiliog dandi ac aderyn drycin eisteddfodau hanner cynta'r ugeinfed ganrif. Mae'n un o'r cystadleuwyr mynychaf ac ymhlith y collwyr salaf, yn feirniad miniog ond o fod ar ben arall beirniadaeth o'r fath, yn ddiarhebol o groendenau. Bydd yn ennill Coron a phedair Cadair yn y Genedlaethol am ei ymdrechion, ond yn aflwyddiannus fwy o lawer o weithiau na hynny. Erbyn canol y 1920au mae eisoes yn ei bedwardegau cynnar, ac er ymgeisio sawl tro, yn dal i fethu cyrraedd ei nod. I ŵr fel hwn, sydd mewn dyled yn amlach na pheidio, yn poeni am ei bryd bwyd a'i orffwysfan nesaf am y noson, mae steddfota yn ffynhonnell incwm, a cholli yn golli arian. Wrth ysgrifennu am ennill y Goron o'r diwedd yn Abertawe ym 1926, sonia Dewi am aros noson mewn tŷ gwair yn

Sir Benfro ac am nerth storm yn drybowndian ar y to sinc uwch ei ben. Dyna, meddai, esgorodd ar ei gasgliad buddugol, 'Rhigymau'r Ffordd Fawr'. Profiad crwydryn sydd yn y cerddi hynny ym mhob ystyr, ac wedi wythnos o wledda a dathlu yng Ngwesty'r Mackworth dan nawdd y pencerdd newydd, mae llwch a llaid y lôn dan draed ei gwisgwr drachefn a'r Goron hardd wedi'i gwystlo am arian.

Eisteddfod hesb arall yw Pont-y-pŵl 1924 i Dewi, ond ei bryddest ef sydd dynnaf wrth sodlau un Prosser, yn llygaid dau o'r beirniaid o leiaf; ac yn y flwyddyn hon o bob blwyddyn, mae'r farn gyhoeddus gref yn bygwth gwneud i'r beirniaid eu hunain lyncu'u geiriau. Dewis Dewi yw neidio â'i ddwy droed ar wagen y cythrwfl hwnnw – does ganddo ddim oll i'w golli.

Cyhoedda *Lle Brefa'r Hydd* ei gerdd ar fyrder trwy wasg William Lewis, Caerdydd; pamffledyn destlus ar bapur sy'n plesio'r llaw a'r llygad, a'r pris yn chwe cheiniog. Yn ychwanegol at y gerdd ei hun dewis gynnwys pigion o feirniadaethau Gwili a Crwys ochr yn ochr â'i ragymadrodd ei hun i'r gwaith. Yn y darn hwn y gwelwn Dewi Emrys yn mynd i hwyliau fel archgollwr, yn anelu'i ergydion gyda hyder dilyffethair. Dewis ymosod ar waith *Dedalus* oherwydd ei annhestunoldeb tybiedig. Yn wahanol i lawer, nid yw'n trafferthu i'w ostwng ei hun i ddadlau yn erbyn moesoldeb neu ddiffyg moesoldeb y gerdd fuddugol. Fe gydnebydd yn llawen hefyd ei fod yn edmygu *crefft* pryddest Prosser, 'a'r hudoliaeth awenyddol a orffwys arni megis aroglau gwin'. Dal y mae Dewi Emrys fod ei bryddest ef yn ffyddlonach cerdd i 'Atgof' nag un Prosser, heb sôn am briodoldeb mwy cyffredinol ei chynnwys:

> Gan nad beth am ddylanwad y bryddest fuddugol ar feddwl ieuanc y genedl, addefir yn gyffredinol, bellach, i Mr. Prosser Rhys gymryd mantais annheg ar y testun rhoddedig; a theimlir mai digon o reswm

> oedd hynny, heb sôn am ddim arall,[25] dros ei ddifreinio. Diau, fel darlun o "lanc synhwyrus," y mae pryddest Mr. Prosser Rhys yn rhagori'n ddirfawr ar eiddo'i gydymgeiswyr; ond fel amgyffrediad o Atgof, bernir fod y weledigaeth yn gul, yn arwynebol, ac yn gamarweiniol. Nid oes i gynllun y gerdd na dyfais nac eangder, ac nid yw'n cyfleu chwaith y wir berthynas sydd rhwng Atgof â'r [sic] brwydrau mwyaf ym mhrofiad dyn.

Os yw ymateb pwdlyd rhywun fel Dewi i'w ddisgwyl, does dim dwywaith y caiff Prosser ei siomi gan rai a fu'n gefnogol iddo yn y gorffennol chwaith; nid yw T. Gwynn Jones yn cymeradwyo 'Atgof', ac mae'n rhoi gwybod i Morris yn llythyr 23 Medi fod Beriah, a fu o gymorth mawr iddo yn ystod helynt 'Y Tloty', yn un o'r llawdrymaf ar bryddest Pont-y-pŵl. Teimla nad yw llawer, gan gynnwys rhai sy'n cymryd safbwynt ffafriol tuag ato, wedi deall yr hyn a fwriadodd, a thry hyn weithiau yn rhwystredigaeth na fyddai wedi ysgrifennu rhai pethau fymryn yn wahanol.

Yn rhyfeddol o gyflym, mewn difri, y dechreua'r delfrydau a ddeil Prosser am y sicrwydd sefydlog hwnnw mewn bywyd wireddu eu hunain. Mae'i gân fawr yn nodi gostwng y llen ar gyfnod a fu, yn hytrach na chyhoeddi dyfodiad newydd. Tanlinellu blynyddoedd crwydrol ei arddegau hwyr a'i ugeiniau cynnar, a phob anturiaeth gysylltiedig, y mae. Bydd ei waith fel newyddiadurwr a chyhoeddwr, o hyn allan, yn cydio mwyfwy ynddo, a'r ysfa i gynhyrchu barddoniaeth yn sychu bron yn llwyr am gyfnod hir iawn. Daw, o dipyn i beth, yn fwy goddefgar tuag at y sefydliad hŷn yr oedd *Gwaed Ifanc* – ei theitl os nad pob cerdd o'i mewn – yn cicio yn ei erbyn. Daw'n fwy o ran ohono hefyd. Yn rhyfeddol o gyflym y daw gosteg ar yr holl sôn am 'Atgof'. Mae pobl yn symud yn eu blaenau, ac nid yw'r bryddest, er gwaethaf ambell ragolwg, yn llwyddo i ladd nac

[25] Aiff Dewi yn ei flaen i sôn am lawer peth arall.

i niweidio unrhyw blant na hen ferched yng Nghymru na'r tu hwnt. Mae buddugoliaeth Prosser yn symbyliad i rywun fel Caradog Prichard fynd ati i gystadlu o ddifri, ac felly daw beirdd newydd a cherddi newydd i hawlio'u lle dan y llifolau. Nid yw Prosser Rhys yn ysgrifennu cerdd hir arall. Mae'n debyg y byddai wedi hoffi gwneud. Er yr ymbarchuso, mae'n awgrymu yr hoffai ddychwelyd at yr un pwnc ag yr aeth ati i'w fydryddu yn 'Atgof', gan nodi mewn llythyr y byddai honno'n gerdd fyddai'n rhoi mwy o sioc i bawb na phryddest Pont-y-pŵl, hyd yn oed. Ac fel hyn y mae'n ymateb, yn ddiferog o *sass*, i gais gohebwyr am sylw ar y farn gyhoeddus ar 'Atgof':

> Several influential Welsh literary people have asked me not to write any more sex poems, but if I feel inclined to write a sex poem again I shall do so.

Arafu wna'i ohebiaeth â Morris hefyd – yn ei lythyr ato ym Mharis ar 21 Ebrill 1925, mae'n cydnabod ei fod yn gyrru gair cyntaf y flwyddyn ato. Doedd dim llawer i'w ddweud, yn ôl ei gyfaddefiad. Rhyw lithro ar wahân y maent, gwynfyd Caernarfon yn oes wahanol a Prosser yn prysuro, ei fywyd carwriaethol yn mynd rhagddo ac i gyfeiriadau newydd. Ond rhwng y sôn am ddarlithoedd ac eisteddfodau a gwaith, mae'n cyfeirio hefyd at ddarllen llawysgrif nofel sydd gan Morris ar y gweill, gan ei annog i ddal ati ac i'w chwblhau. Mae'n pwysleisio eto yn ei lith i Baris ar 19 Tachwedd, a Morris yn amlwg wedi codi'r hen gwestiwn, nad yw'r syniad hwnnw o gyd-fyw eto ond breuddwyd gwrach. Mae â'i fryd ar ddyweddïo â Mari erbyn y Nadolig, ac yn arllwys ei deimladau tuag ati i'w lythyr. Cafodd ynddi hi, meddai, yr hedd yr oedd ei angen arno, a hwnnw'n beth crwn a chyflawn, ac nid greddf sy'n groes i'r cyfeiriad a ddymuna ar gyfer ei fywyd. Bydd yr ohebiaeth rhwng y ddau yn parhau – weithiau'n doreithiog ac weithiau'n gryno; yn dymhestlog yn aml, yn angerddol hyd y diwedd – tan farwolaeth Prosser ym 1945.

Yn 2025, bedwar ugain mlynedd yn ddiweddarach, mae'r nofel honno a dderbyniodd werth llythyrau lawer o anogaeth a beirniadaeth adeiladol o du Prosser yn llechu'n anghyhoeddedig yng nghasgliadau'r Llyfrgell Genedlaethol.[26]

---

[26]Ceir ysgrif gynhwysfawr – gan gynnwys crynodeb – ar *Troi a Throsi*, nofel anghyhoeddedig Morris T. Williams, gan Peredur Lynch yn rhifyn 85, Gwanwyn 1994, y cylchgrawn *Taliesin*.

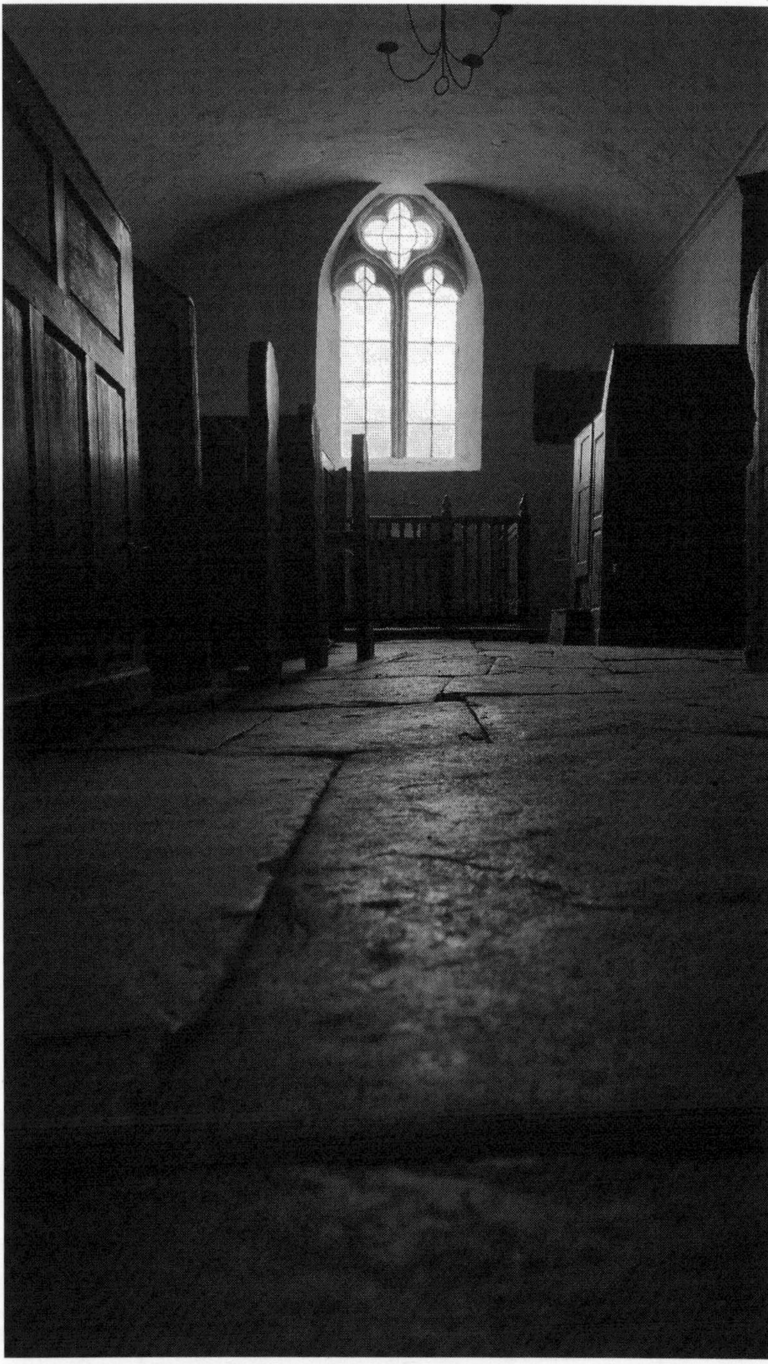

EPILOG

2024

Mae gen i deimladau cymysg am beidio bod ym Mhontypridd ar gyfer ymweliad Eisteddfod Genedlaethol Cymru â dalgylch cymoedd Rhondda, Cynon a Thaf. Mae'n Eisteddfod canmlwyddiant Pont-y-pŵl, a sawl digwyddiad ar y Maes yn talu teyrnged i fuddugoliaeth ryfeddol, anghyffredin, Edward Prosser Rhys. Mi hoffwn fod yno i gael blas arnynt – eto, nid eisteddfodwr wrth reddf mohonof, ac roedd hi'n bryd cymryd hoe wedi prysurdeb cronnus y blynyddoedd a fu.

Yn seremoni gynta'r Archdderwydd newydd, Mererid, bardd lleol i fro'r Eisteddfod sy'n codi ar ei draed, a bardd sydd â'r fro honno yn gymeriad yn ei gerddi. Caiff y seremoni lle coronir Gwynfor Dafydd am gasgliad o gerddi dan y teitl 'Atgof' ei darlledu'n fyw ar y teledu a chaiff yr ennyd emosiynol wrth i fam Gwynfor, Helen Prosser, groesi'r llwyfan i'w gofleidio ei dal o bob ongl a'i thorri'n glipiau sy'n lledu ar hyd y cyfryngau cymdeithasol am weddill yr wythnos. Helen yw cadeirydd Pwyllgor Gwaith yr Eisteddfod; a Mererid a ysbrydolodd Gwynfor i gychwyn barddoni yn y lle cyntaf gydag ymweliad â'i ysgol gynradd. Ni ellid bod wedi sgriptio stori well. Mae pawb yn llawenhau. Ystyriaf am ennyd a fydd y clip hwn ryw ddydd yn destun craffu fel y gwnes innau wrth gychwyn ar drywydd 'Atgof', ymchwilydd y dyfodol yn ceisio dyfalu cyfres o bicselau'n wyneb, yn enw, yn bersonoliaeth.

Mae Prosser yn gymeriad amlwg yn yr Eisteddfod, hefyd: sgwrs banel dan ofal criw Llyfrau Lliwgar, recordiad arbennig o bodlediad *Esgusodwch Fi* i edrych ar ei fywyd a'i ddylanwad; ac 'Atgof: Canrif o Gariad Cwiar', dathliad golau cannwyll i nodi'r canmlwyddiant trwy farddoniaeth, dawns, cerddoriaeth a chân. Mae'r *FOMO* yn ddifrifol. Yr Eisteddfod Genedlaethol orau *erioed*, meddai rhai. Ceir dwy sioe sy'n cyffwrdd â chanmlwyddiant 'Atgof' hefyd – mae *Corn Gwlad* gan Frân Wen yn rhoi Prosser Rhys ac Iolo Morganwg ar yr un llwyfan â'i gilydd, tra mae *Bwystfilod Aflan* gan Music Theatre Wales a Music@Aber yn cyfuno monolog operatig a dawns wrth dynnu ar yr ymateb cyhoeddus i 'Atgof'.

Eto, rydw i'n fy nghael fy hun yn gwylltio ar adegau. Ar wefan *Newyddion S4C*, wrth drafod y ddwy sioe hynny, ensynnir fod yr Archdderwydd yn Eisteddfod Pont-y-pŵl 1924 wedi lladd ar bryddest Prosser Rhys wrth goroni'r bardd, am ei ffordd o fyw 'fudr' a 'di-Gymraeg'. Rhoddir y geiriau hyn mewn dyfynodau, gan arwain y darllenydd i gredu eu bod yn eiriau o enau Elfed ei hun. Mae'r awydd i gyffroi sgandal yn dilyn yr un bardd ganrif yn ddiweddarach. Ceisiaf resymu rhwng yr hyn a welaf yn yr erthygl honno a'r hyn yr wyf innau'n ceisio ei wneud trwy fynd ar drywydd 'Atgof' fel hyn. Oes yna wahaniaeth? Onid llenwi bylchau yr ydym ein dau, fi ac ymchwilydd y gwasanaeth newyddion? Does dim ateb esmwyth.

Ond tra mae gweddill y byd ym Mharc Ynysangharad, yn mwynhau eu hunain rhwng y mwd a drama'r Fedal Ddrama, teimlaf dynfa Llanfaglan eto. Rai blynyddoedd yn ôl, a minnau wedi gorfod rhoi terfyn ar fy ngwaith am gyfnod oherwydd cyflwr fy iechyd meddwl, gorfodais fy hun i ddadblygu'r corff oedd yn mynnu cau yn belen amdano'i hun, a cherddded am allan. Bob dydd bron, mi adawn y tŷ yn Nhwtil, ac yn amlach na pheidio, am y foryd a'r eglwys fach bellennig yr âi fy nghoesau â mi. Roedd rhyfeddod i mi yn y modd y cyrcydai'r adeilad isel a chadarn ar godiad yng nghanol cae amaethyddol, heb ddim o'i gwmpas ond gwartheg a defaid yn pori, y coed, a'r cerrig beddi. Roedd llonydd gwirioneddol yma hefyd, rhwng gwastadedd llydan y lan, y crinwellt a'r cae; a'r llwybr bach at ddrws derw nad oedd byth dan glo. Eisteddwn am gyfnodau maith yn y stafell gyfrin honno a theimlai'i phridd, ei phren a'i charreg fel canol y bydysawd yn crynhoi yn un man. Ers hynny byddaf yn aml yn cyrchu'r eglwysi gwladaidd hynny sydd wedi'u hadeiladu ar erchwyn y tir, lle mae'n rhaid wrth ymdrech a chwys i'w cyrraedd; lle na ellir ond dychmygu'r llafur a'u cododd a chryfder y ffydd yn y bôn braich a roes eu sylfeini yn eu lle. Weithiau daw englyn:

> Ai Duw ei hun a fu'n dal y meini
> a'u cymhennu'n ddyfal
> yn Llanfaglan foel, anial?
> Na, ond Duw fu'n codi wal.

Mannau ydynt rhwng ymwybyddiaeth a breuddwyd. Mannau sy'n cynnig atebion pan fo'r gwir plaen yn anghyrraedd. Felly y bu erioed.

Erbyn hyn, rydym wedi symud i fyny o'r dref i bentref Waunfawr yng nghysgod Moel Eilio; heddiw, felly, dof i Gaernarfon yn fy nghar a pharcio wrth y clwb bowlio ym mharc Coed Helen. Wrth fy nghefn, mae tyrau'r castell yn torri'r un silwét yn erbyn copaon Eryri ag y maent ers wyth canrif a hanner. Disgynyddion di-dor yr un nytheidiau o wylanod sy'n troelli uwch y baneri, a'r un yw'r afon sy'n carthu'i phwys i gulfor Menai, os gwahanol y dŵr.

Mae'r llanw'n isel a chwrlid o wymon yn y golwg ar drobwynt y trai; haid o biod môr, a hutanod yn crafu am seigiau. Dacw ddwy frân hefyd, yn cecru uwch rhyw ddarganfyddiad cigog ymhlith y cerigos. Ar bob tu i'r lôn, mae'r llwyni'n drwm o fwyar yn barod, a'r rheiny'n dechrau tewhau i'w haeddfedrwydd tywyll. Er eu chwerwedd ar dafod, mae'r cynaeafu cyntaf a'r olion porffor ar flaen bys yn felys wrth i'r gwynt ddod yn hyrddiau i oeri'r pigau chwys ar fy nghefn, a chodi'r Fenai hithau'n bigau gwyn o ewyn o 'mlaen. Wedi pasio Porthlleidiog Uchaf, lle mae rhesaid o gychod mwsoglyd yn cael eu hysgerbydu'n araf gan y tymhorau, oedaf wrth adwy un o'r caeau hynny y daeth Morris a Prosser heibio iddynt un haf, yn nhynerwch a gobaith eu hugeiniau cynnar. Fel ar y diwrnod hwnnw, mae'r cae o 'mlaen wedi'i eillio'n weddillion pigog, y cnwd wedi'i gasglu gan beiriannau o faint a chyflymder na fyddai'r gweision a'r morynion fu wrthi'n hel ar yr erwau hyn wedi medru'i amgyffred. Mae aroglau'r medi yn dal, fel blodau mân y telerydd a cherrig crynion y cloddiau.

Dof yma â cherddi Cadair a Choron Pontypridd ar lŵp yn fy mhen. To newydd o feirdd yn cyrraedd, medd rhai, wrth weld Gwynfor Dafydd a Carwyn Eckley yn cael eu haeddiant. O ran oed, rydw i'n union rhwng y ddau – Gwynfor yn 26, finnau'n 27, a Carwyn yn 28. Des i'w hadnabod ill dau trwy gystadlu yn eu herbyn yn Eisteddfodau'r Urdd. Ro'n i yn y brifysgol gyda Carwyn, yn cael fy nghuro i'r ail safle am gadair yr Eisteddfod Ryng-golegol. Ymfalchïaf yn y newyddion da am ddau fardd ifanc. Alla i ddim peidio meddwl yn yr un foment mai dyma ddau ddyn gwyn yn ennill y gwobrau hyn, eto; ystadegyn sy'n nodedig o lwm yng nghyswllt cystadleuaeth y Gadair, yn enwedig. Mae pethau i'w dweud am hynny, llond cyfrol arall o bethau, ond nid y gyfrol hon, mae'n debyg.

Eisteddfod ddiffiniau Bae Caerdydd 2018 oedd y tro cyntaf i Gwynfor Dafydd gystadlu am y Goron, ac fe ddaeth yn agos iawn at ei chael. Mae'r cerddi hynny yn adrodd hanes dyn ifanc hoyw yn dod i delerau â'i rywioldeb ac yn dod 'mas'. Rydw i'n cofio cael gafael ar y cerddi hynny am y tro cyntaf, a theimlo'n siomedig bron na chawsai goron am ei feiddgarwch yn unig. Yn yr Eisteddfod honno yng Nghaerdydd y cafwyd digwyddiadau dan faner Mas ar y Maes am y tro cyntaf erioed; bellach, mae Mas ar y Maes yn teimlo fel un o anhepgorion yr ŵyl, gyda'i ddigwyddiadau yn ymestyn yn amryliw trwy bopeth. Erbyn 2024, er mor fawr y byddai awr ei goroni wedi bod yn 2018, mae Gwynfor yn aeddfetach bardd ac mae'r cerddi am hynny yn well pethau.

Rydw i wedi bod yn gwrando'n ddiweddar ar bodlediad o'r enw *Death of an Artist*, ac mae hwnnw wedi bod yn gwneud imi ystyried gryn dipyn i ba raddau y gallwn ni wahanu'r artist oddi wrth eu gwaith; y ffin rhwng bywyd a chelfyddyd. Rydw i wedi arfer byw yn y gofod annelwig, blêr hwnnw; wrth gyhoeddi fy nghasgliad diweddaraf o gerddi, fe deimlais ar brydiau fy mod yn dinoethi manylion hynod o breifat yn enw celfyddyd, yn enw ysgogi rhyw fath o ymateb emosiynol gan bobl gwbl ddieithr i mi. Er mai yng nghyd-destun y syniad o 'wŷr mawr' 'athrylithgar' (gwyn) ym myd celf weledol y gosodir y gyfres, a'r modd y maent yn cael eu gosod ar wahân a'u hesgusodi am bob math o ymddygiad gwael oherwydd hynny, mae'n canu cloch â hanes Prosser a holl gynsail y daith droellog y bûm i arni yn y gyfrol hon. A ddeuthum yn nes at fath o wirionedd? Wn i ddim. Blerwch ydi un o brif nodweddion y cwbl.

Ond mae'n ddifyr ystyried beirdd Pontypridd, a'r modd y bu i ni gymryd ar unwaith ac yn ganiataol mai cerddi o brofiad personol a ganodd y ddau. Cadarnhawyd hynny – mae cerddi Carwyn yn ymateb i'r ugain mlynedd a mwy ers iddo golli ei dad. Portread o absenoldeb ydynt, yn hytrach nag o'r unigolyn y galerir ar ei ôl; treuliodd y bardd gyfran lawer llai o'i oes ym mhresenoldeb ei dad na'r bwlch ar ei ôl. Ac mae Gwynfor yntau, yn ei bortread o berthynas gymhleth gyda chymoedd ôl-ddiwydiannol ei fagwraeth, yn lleisio tyndra personol iawn. Cerddi am hunaniaeth yw cerddi'r ddau; cerddi am y profiadau sy'n dod i'n diffinio, yn ein newid o'r hyn a fyddem hebddynt. Dyma yw 'Atgof' Prosser Rhys hefyd; cerdd am bedwar cyfnod sy'n siapio cwrs bywyd gŵr ifanc o gefndir a magwraeth wledig, dlawd. Mae'n gerdd am hunaniaeth y tu hwnt i rywioldeb; mae'n gerdd am wreiddiau, magwraeth, bro, mudo, glaslencyndod; a'r tu hwnt i hynny, wrth gwrs, yr holl bethau hynny o fewn profiad person Cymreig a *Chymraeg*.

Yn yr eglwys fach briddog, sy'n arogli'r un fath ym mhob tymor, rydw i'n setlo ar un o'r meinciau pren ac yn mentro'r peth agosaf at weddi y gŵyr y corff hwn amdano.

> Os wyt ti yna, gorau oll. Os ddim, a dwi'n amau nad wyt ti, hwyrach mai ar fy nghyfer i mae hwn mewn difri, p'un bynnag.
>
> Rhai pethau i'w dweud wrthat ti: mae ysgol fach Cofadail wedi hen gau er gwaethaf uchelgais yr arwydd y tu allan sy'n gweiddi CADWN EIN HYSGOLION A'N PENTREFI CYMRAEG. Caerdydd ydi prifddinas Cymru ac yno mae'n Senedd ni – un ddatganoledig ac nid un gwbl annibynnol, rhag iti gyffroi yn ormodol. Rydan ni'n dal i ddefnyddio'r dull aneffeithlon hwnnw o ryfela er mwyn datrys anghydfodau, ac yn methu drosodd a thro â dysgu unrhyw beth o'r hyn a fu. Mae'n diwydiant cyhoeddi ni dan warchae ar hyn o bryd, meddan nhw; a dwi'n poeni fod sgwennu llyfrau am bynciau *niche* fel un gerdd benodol gan Prosser Rhys am fynd yn anoddach. Peth da 'mod i bron â gorffen, 'de? Mae isio ychydig o dy weledigaeth di yn yr holl bethau dwi newydd eu henwi, dwi'n amau. Ti'r cenedlaetholwr, ti'r heddychwr, ti'r newyddiadurwr a'r cyhoeddwr.
>
> Buost ti farw mor ifanc fel nad oes fawr neb â cho' byw ohonat ti erbyn hyn. Cafodd Kate Roberts fywyd hir ond doedd Morris ond blwyddyn ar d'ôl. Dwi wedi darllen pethau rhyfeddol yn dy lythyrau di, cofia. Roeddat ti'n goblyn o lythyrwr, hefyd. Ond ro'n i braidd yn siomedig pan

brynaist ti deipiadur; mi gollwyd rhywbeth o fan'no mlaen. Medda fi, ar fy laptop.

Mae pethau'n newid a does dim yn newid. Wn i ddim a fasat ti'n falch o weld sut mae hi arnom ni heddiw. Hwyrach y byddat ti'n ei gweld hi'n ddoniol ein bod ni'n dal i drafod hunaniaeth, ein bod ni heb ddarganfod sut i gyd-fyw ac i dderbyn pawb ar ei delerau ei hun.

Mi wn i hyn: 'dan ni'n dal i deimlo'n od wrth drafod rhyw. 'Dan ni'n dal i godi cywilydd ar bobl am gael gormod neu beidio cael digon ohono fo. 'Dan ni'n dal i ddeud *sex* mewn llais 'chydig bach yn wahanol i weddill y frawddeg, a 'dan ni'n ymddwyn yn rhyfeddach fyth o ran ei drafod o yn y Gymraeg. Mae'r Biwritaniaeth honno yr oeddat ti'n edrych dros dy ysgwydd arni hi'n dal i lechu.

Ta waeth, dwi isio deud wrthat ti am fy ffrindiau sy'n sgwennu – Llŷr, Leo, Elgan, Megan, Gareth, Marged, Grug ... a degau lawer o awduron eraill dwi'n eu hedmygu a'u caru. A dwi isio deud wrthat ti yn fwy cyffredinol fod yna do o ddynion ifanc sy'n fodlon sgwennu am be sy'n mynd ymlaen yn eu pennau nhw erbyn hyn; mi fyddat ti wedi mwynhau seiat dros beint yng nghwmni Carwyn a Gwynfor, Gruffudd ac Osian. Efallai y cawn i feiddio fy nghynnwys fy hun yn eu plith hefyd, a chael sgwrs â ti am ysgrifennu'r corff yn ei freuder gogoneddus, am y sefyllfaoedd ar ymylon chwareus rhywioldeb, am ambell brofiad sydd wedi gwneud i minnau fy holi fi fy hun – be oedd hwnna, rŵan?

Dwi isio i ti wybod – ac mae hyn yn bwysig – fod yna flodeugerdd o waith awduron LHDTC+ Cymraeg wedi'i chyhoeddi y llynedd, a bod hynny'n garreg filltir y cymrodd hi'n rhy hir inni ei chyrraedd. Roedd detholiad o 'Atgof' yn honno, ac mi gafodd Cranogwen hithau ei lle yn yr un flwyddyn ag y codwyd cerflun iddi yn Llangrannog. Dwi isio i ti wybod yn yr un gwynt fod yna lawer iawn o waith eto i'w wneud, rhag iti feddwl fy mod i'n clodfori fy mhresennol ar draul dy wirionedd di. Mi gyhoeddwyd blodeugerdd o gerddi am gariad gan yr un wasg yn ystod yr un flwyddyn, ac roedd yna brinder yn y mathau o gariad gafodd le yn honno. Nid dim ond yn eu blodeugerdd eu hunain mae lle'r lleisiau hyn ond trwy bopeth. Mi ddaw pethau eto, dwi'n siŵr.

Ond yr hyn sy'n anhygoel, wyddost ti, ydi sut mae pobl wedi cydio mewn darn o lenyddiaeth y gwnest ti ei ysgrifennu, gan mlynedd yn ôl erbyn hyn. Ar y pnawniau Sul hynny ym Morfa Du wrth i ti dywallt y sonedau yna o flaen dy ysgrifbin, prin y byddet ti wedi credu hynny. Neu efallai y byddet ti. Roeddet ti'n gwybod dy fod ti'n mentro, dy fod ti'n ceisio ysgrifennu math newydd o gerdd. Roeddet ti'n gwybod, pe byddai dy bryddest di'n ennill, y byddai hi'n hollti barn. Doedd y math hwnnw o ymateb ddim yn ddieithr iti, wrth gwrs.

Rydan ni'n sgwennu'n wahanol erbyn hyn. Mae 'na fri ar farddoni syml ac uniongyrchol. Dealladwy. Mi ddisgrifiodd un o feirniaid Coron 2024 dy 'Atgof' di fel cyfres o fyfyrdodau 'trofaus, haniaethol, gormodieithol'. Ro'n i'n flin ar dy ran di pan welais i hynny ar Facebook, drannoeth y coroni, ond hwyrach mai fi sydd wedi treulio gormod o amser yn dy gwmni di. Os mai trofaus, haniaethol a gormodieithol oedd dy waith di, alla i ddim dychmygu sut beth oedd sgwennu, a gwybod mai ti oedd y cyntaf i saernïo'r profiadau hynny yn gerdd Gymraeg. Doedd gen ti neb i'w ddilyn; ar ryw lefel, doedd gen ti ddim traddodiad, er dy drwytho dy hun yn y traddodiad Cymraeg.

Dal i gynnal gofod deuaidd iawn ydan ni, at ei gilydd, mewn gŵyl a gwaith. Pan enillodd Ciarán Eynon Gadair yr Urdd yn 2022, mi ddefnyddiodd o ymadroddion o dy 'Atgof' di yn deitlau i'w gerddi. Mae darllen ei gasgliad o'n gwneud imi feddwl amdanat tithau, fel yr oeddet ti weithiau'n crafu mewn cornel am air nad oedd yno:

> Mae'n anodd symud ymlaen
> am nad oes ganddo'r iaith,
> i fynegi hoel y briwiau.
> Am nad oes ganddo, o hyd,
>   eiriau
> am rai pethau yn y Gymraeg.

Mae angen imi adael llonydd i chdi am ryw hyd, rŵan.

Agoraf fy llygaid. Mae popeth fel yr oedd wrth eu cau. Ac mae Awst yn pelydru drwy'r ffenest fawr sy'n wynebu tua'r Groeslon.

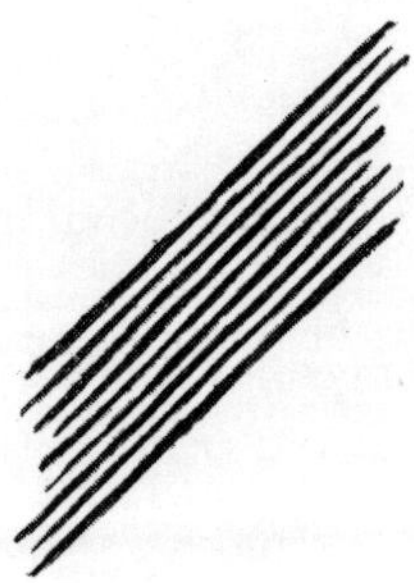

ATGOF

YSTORI LLANC SYNHWYRUS

Pryddest Goronog Eisteddfod Genedlaethol Cymru, Pont-y-pŵl 1924

'The imagination of a boy is healthy, and the mature imagination of a man is healthy; but there is a space of life between in which the soul is in a ferment, the character undecided, the way of life uncertain, the ambition thick-sighted ...'

John Keats

Mi rusiais rhagddo drwy flynyddoedd blin
Ieuenctid nwydus, er ei daerni ef;
Gomeddwn wrando ar ei eiriau rhin
Er gweled uffern ym mhen draw pob nef.
Ymyrrwr, meddwn, oedd, a fynnai im
Geisio yn llwfr ryw ddiogelwch gwael,
A minnau eisiau ildio i chwim a chwim
A bwyta gwaharddedig ffrwyth yn hael.
Ond fe'm dilynai er fy rhusio i gyd,
Heb ddim a darfai ei ddewinol ddawn;

Adwaenai dro fy meddwl claf o hyd, –
Dilynai a dilynai'n agos iawn,
Fel petai gennad gor-ofalus Dduw
I'm gwarchod rhag y gwybod sydd o Fyw.

*

Mwg mawn! Aroglau hwnnw, dyn a ŵyr,
Drwy'r ffroen a gerdda i'm synhwyrau'n glau,
Oni'm meddiennir i gan Atgo'n llwyr
A'm dwyn i'r cartref gwyn rhwng perthi cau.
Cofiaf yr ystafelloedd bach, a gwawr
Y celfi hen, a'r cynefindra rhydd;
A mam a thad er llawer tywyll awr
Yn sugno o Gariad gysur at y dydd.
A chofiaf stormydd hwyr yn chwipio'r drws
A minnau'n swatio'n felys wrth y tân,
Hyd oni'm denai cwsg â'i gellwair tlws
I fynwes mam, a'm suo gan ei chân;
A bwrw fy mlino o egnïo cyd
Heb ofn y nos rhwng dau ddedwydda'r byd.

Rhwng dau ddedwydda'r byd! ... Mi gefais fyw
Yn hwy na diogelwch maboed iach,
A gweld Dedwyddwch, yn nyryswch Rhyw
Yn nychu a darfod yn y cartref bach.
Cans yma, a mi'n prifio, gwyliais un
Yn wylo a chynddeiriogi yn ei thro
Tan fin y gwir fod tad ei phlant ei hun
Yn peri sôn amdano hyd y fro.
A chalon mam, – er ei chystuddio'n ddwys

  Wrth dorri troeog gŵys o'r llan i'r bedd –
Ni wybydd gystudd o gyn drymed pwys
  Â cholli nerth ei Rhyw a'i harddwch gwedd.
A'r gŵr a'i treuliodd eto a'i waed yn dwym,
A dim ond arfer oer i'w cadw yn rhwym.

Arfer i'w cadw yn rhwym! Pond enbyd fai
  Meddwn, oedd ei mwsogli hi erioed,
A Rhyw mor wamal yn ei lanw a'i drai
  A'r gwendid rhagddo i bob un a roed?
Pond ofer tyngu'r llw yng ngwyddfod Duw
  A ni heb wybod hyd a lled ein chwant,
A chicio'r tresi'n ffôl tra fyddwn byw,
  A'u cicio, wedi'n myned, gan ein plant?
A chredais, gartre, ym mwg y mawn a'r boen,
  Nad ydoedd Cariad namyn Rhyw i gyd, –
Mai pranciau anghyfrifol cnawdol hoen
  Oedd Cariad – i'w fwynhau tra dalio'i hud;
Na fynnai brisio dull Gwareiddiad salw,
A chrwydro draw ac yma yn ôl ei alw.

Yn ôl ei alw! Pa bryd y 'mheliaist ti,
  Gariad, mewn unpeth ond dy hwyl dy hun?
A pham yr ofer-geisir, holwn i,
  Dy blethu'n ddof i Economeg Dyn?
Mynnaist ti d'oglais â chwrteisi hen,
  Rhwysg twrnamaint a gwiw sifalri gweilch;
Tynnaist o feirdd a doethion arial Llên,
  Drysaist gynlluniau ymerodron beilch.
Ac er yn gryfach na'r mynyddoedd mawr
  Oriocach ydwyt na'r awelig wan;

A deimlo sicrwydd dy gofleidiau'n awr,
  Ni ŵyr lle bo dy ffansi yn y man ...
Ond ni'th lurguniaf i rhag Arfer wyw,
Cans tramwy wrth dy fympwy di yw *Byw*.

Byw! Gwawdiwn innau gri'r parchusion mwy
  Fod Cariad dau yn rhywbeth trech na'u Rhyw.
Beth am fy nghartre nad oedd gartre'n hwy? ...
  A fei-id y Diawl am reddf a greodd Duw?
Derbyniaf Gariad, meddwn, fel y mae;
  Mae f'ifanc gorff yn blysio am ei rin;
Mynnaf y merched gwympaf imi'n brae
  A feddwo fy synhwyrau oll fel gwin.
A throed fermiliwn ymachludoedd hir
  Gilfach y graig yn rhyw bantheon nwyd;
Datganed adar bob gorfoledd clir;
  Dawnsied awelon dros y rhostir llwyd,
A chwardded lleuad wen a mintai'r sêr
Ar ddeuddyn Cariad yn eu poenau pêr.

*

Dyna f'adduned. A phan wnaethpwyd hi
  Dibaid y dôi ymadrodd ar fy ôl:
Cyn byw i ddim ond Rhyw, ymbwylla, di,
  A phechu i'th erbyn di dy hun mor ffôl.
Onid priodi a chartrefu dau
  Achlesodd wreiddiau Meddwl yn ddi-lyth?
A pheri clywed trwy ogleisiau brau
  Natur yn llefain am gael byw am byth?
Nid anffawd Pleser roddi i fam y boen

O eni'i phlentyn, a'i hymwadu drud –
Cans dyma offrwm Bywyd yn ei hoen
Ar allor Cariad er mwyn cadw'r byd.
Gochel! Mae'r allor yn rhy gysegredig
I'w d'wyno gan dy reddf annisgybledig.

*

Aroglau'r pridd! Mae clywed hwnnw o hyd
Ar glaear ddyddiau'r Gwanwyn, rhag y troi,
Yn cadw'n ddifarw fyth yr Atgof drud
Am f'awydd i fercheta, a'm hynfyd ffoi
O afael pob myfyrdod a pherswâd
I brofi Cariad yn ei angerdd noeth.
Digon i mi oedd cyfeiliorni 'nhad
I'm clust-fyddaru i'r llefaru doeth ...
Aroglau'r pridd! Aroglau'r ddaear hen
Fu gynt yn esmwytháu f'ymennydd i, –
Pigyn a beri mwyach ac nid gwên.
Gwae imi lygru d'addfwyn burdeb di,
Cyn gwybod bod a brofir, o bob rhyw,
Yn rhan ddisyflyd o Gelfyddyd Byw.

Celfyddyd Byw! Nid oedd fy mryd ar ddim
Ond meddwi ar y gwin sy'n enaid merch ...
Gwelaf yn awr y nos a bennais im
Gwrddyd â Mair ar berwyl anllad serch.
Uchel oedd llef yr arddwyr yn y maes
A'r cwysi coch yn gollwng tawel sawr;
'R oedd Byw yn ganu yn y masarn llaes,
A byw yn brancio ar y mynydd mawr.

Llawen i'm golwg oedd a welwn oll,
  Llawen i'm clust a'm ffroen a glywn, bob cam;
A llawen oeddwn i – a bron ar goll –
  A Byw i minnau'n awr, o fewn fy llam;
A'i holl aeddfedrwydd gogoneddus hi
Yn rhyw amharod-ddisgwyl wrthyf i.

Yn disgwyl wrthyf i! Ar lan y llyn
  Yr eisteddasom fel y cochai'r hwyr.
Nesheais ati hi, a'i gwasgu'n dynn,
  A'i hanner-annog i ddibristod llwyr.
Llenwais ei llygaid du â mwynder maith;
  Cusenais â gwefusau gwancus, llawn;
Teimlais ei ffurf hudolus lawer gwaith;
  Gyrrais ei gwaed ar gerdded cyflym iawn.
O funud dwym i funud fe ddaeth tro
  Penllanw gorchfygol Rhyw, ac ildio'n dau ...
A wybu dyn felystra fel efô
  Yn treio – a throi'n atgof hyll – mor glau?
Cerddasom adref, heb ddim sôn am garu
A minnau ar y Pleser wedi alaru.

Wedi alaru! ... Pe na baem ninnau weithion
  Ond nawmlwydd, Mair, yn lle'n deunawmlwydd blin,
Ni byddai gwyllt bwerau Rhyw yn gweithio'n
  Anesmwyth ynom hyd nes cael ei rin.
Lluniem "dŷ bach" rhwng bonau'r grug, heb frys,
  Neu lamu'n droednoeth drwy ddŵr bâs y llyn;
Neu gynneu eithin; neu loddesta ar lus;
  Neu gasglu blodau coch a glas a gwyn.
Gwae, gwae na feddem heno ar ein hynt

Ffraeth ddiniweidrwydd dyddiau'r nawmlwydd iach,
A glendid o anwybod megis cynt,
A dim yn gwasgu ar y galon fach, –
A holl ddadrithio poenus deunaw oed
Heb ddyfod i'n hymwybod ni erioed.

Heb ddyfod inni erioed! Mi dybiais, do,
Mae 'mroi i reddf y Cnawd oedd diben Byw,
Ond fe'm syrffedodd hynny, ar un tro,
A merch ni fynnwn mwy, na sôn am Ryw.
Gwall ydoedd Rhyw yng nghreu y byd, – tabŵ,
A halog ydoedd merch a'i meddal fodd;
Melltithiais innau fy anniwair lw
A chanu'n iach â'r cwbl i gyd, o'm bodd.
Siomedig ydoedd Rhyw er gwau o ddyn
Ramant amdano'n gain. Myn'swn yn awr
Mai Cyfeillgarwch oedd a roddai i un
Y Bywyd helaeth, glân. Gwasgwn i lawr
Flys Rhyw a'i ymlid. Ni chai 'nhwyllo'n hwy.
Cysegrwn f'oes i Gyfeillgarwch mwy.

*

Dyna f'adduned. A phan wnaethpwyd hi
Dibaid y dôi ymadrodd ar fy ôl:
Ymswyna rhag doctora Rhyw, dydi,
A phechu i'th erbyn di dy hun mor ffôl.
Mae Cyfeillgarwch gwŷr yn nhroeon Ffawd
Fel llinyn aur drwy holl groniclau'r byd;
Ni warafunaf iti ar dy rawd
Gael profi o ddigrifwch hwn i gyd:

Ond gwylia bwyso gormod arno fo
Oherwydd dy syrffedu, dro, ar ferch,
A thybio felly yrru Rhyw ar ffo: –
Geill deugnawd unrhyw ei ail-alw yn erch,
A gwneuthur Cyfeillgarwch wedi hyn
Yn waeth na Chariad anllad glan y llyn.

*

Aroglau gwair ar lawr! Dim ond ei glywed
Ar awel lariaidd diwedd dydd o haf
A ddwg yn ôl yr Atgof hwnnw a ddywed
Am adeg Cyfeillgarwch. Cofio wnaf
Y fel y treiglais ar fy nyfal gais
Am gyfaill a rôi imi'r sylwedd gwir,
Heb gymryd arnaf glywed gair y Llais,
Na digalonni er fy siomi'n hir;
A'r fel y deuthum hyd at degwch glan
Menai hudolus un ariannaid hwyr,
A'i gwrdd efô a luniais yn y man
Yn bartner enaid â bodlonrwydd llwyr,
A sawr y 'stodiau wrth Lan Faglan syn
Yn fendith tawel ar ein cwlwm tyn.

Ein cwlwm tyn! Di, lanc gwalltfelyn, rhadlon,
Gwyddost y cyfan a fu rhyngom ni –
Yr holl ymddiried gonest, a'r afradlon
Arfaethau glân a wnaethpwyd ger y lli.
Haerasom fod y byd yn ddrwg i'w fôn;
Mynasem gael y byd o'i fôn yn dda,
A'i roi mewn moddau byw fel na bai sôn

Am wanc neu syrffed fyth ar ddyn yn bla.
Tyngasom ddiystyrru'n greddfau gwael;
Nid oedd y Corff ond teml y Meddwl drud;
Er blysio o ieuenctid garu'n hael
Nid ildiem ni i ddim rhyw gnawdol hud,
Cans oni chlywem annog pêr o bell
Ar inni gyrchu at y bywyd Gwell?

Y Bywyd Gwell! ... Cofiaf y noson dawel
Y cerddem adref hyd ffordd Fethel draw,
A'r wlad heb ddwndwr dyn na llafar awel
A'r gwair yn arogleuo ar bob llaw.
Ni fynnai'n Meddwl fenthyg hanner gair
A ninnau o ryw Wybod mawr mor llawn,
Pan dorrodd esmwyth ganu i'r Forwyn Fair
O gwfaint rhwng y coed yn beraidd iawn.
Safasom. A charthasom yno bwys
Ein beiau parod, dybiem ni, yn llwyr,
Rhag miwsig hen y geiriau Lladin glwys,
A gânt diweirllu'r oesoedd gyda'r hwyr
I ymlid cof am hudoliaethau'r byd
O gêl gilfachau eu Meddyliau i gyd.

Cilfachau eu Meddyliau! Fe gredasom
Ninnau, ill dau, fod ein Meddyliau'n lân
Y noson ryfedd honno, a hunasom
A'n clustiau yn ail-ganu'r santaidd gân.
Hunasom ... Rywdro hanner-deffro'n dau;
A'n cael ein hunain yn cofleidio'n dynn;
A Rhyw yn ein gorthrymu; a'i fwynhau;
A phallu'n sydyn fel ar lan y llyn ...

Llwyr-ddeffro ... ac ystyried beth a wnaed ...
  Fe aeth f'ymennydd fel pwll tro gan boen;
'R oedd Cyfeillgarwch eto'n sarn tan draed,
  A ninnau gynnau'n siŵr santeiddio'n hoen!
Mi lefais: Gad fi'n llonydd bellach, Ryw, –
Yr wyf yn glaf, yn glaf o eisiau *Byw*!

Byw! Mi chwenychais brofi'i hyfryd flas,
  Ond rhyngof i a Byw mae gallu Cnawd
Yn fy ngormesu iddo'n ufudd was,
  A rhwystro a ddeisyfo 'Meddwl tlawd.
Beth wyt ti, Gnawd? Tydi, a dawdd y gwres;
  A lasa'r oerfel, ac a waeda'r dur;
A gwsg, a sieryd, ac a ddibynna ar bres;
  Sy'n gweld; sy'n clywed, ac yn cynnwys cur?
Beth wyt ti, Gnawd? Tydi, ar siawns a wnaed
  Rhag trachwant Rhyw dau na'th fynasent ddim,
A'r trachwant hwnnw yn ysfa yn dy waed
  Dithau bob dydd a nos? O dywed im!
A pham y rhoed mewn llestr mor salw ei lun
Rywbeth o ddeunydd gwell na'r llestr ei hun?

Ffordd arall wedyn a ddyfelais i,
  Ac wedyn daeth ymadrodd ar fy ôl:
Cyn llwyr-ymwadu â Rhyw, ymbwylla, di,
  A phechu i'th erbyn di dy hun mor ffôl.
Gomeddwn iti ei ddefnyddio'n gam
  A llygru sianel santaidd Natur fawr;
Ac erchais iti ymswyn rhag rhoi nam
  Ar Gyfeillgarwch yn dy nwydus awr.
Ond ni wrandewaist. Pechaist, a syrffedu

Ar Gariad merch a Chyfeillgarwch dyn;
A mwy, yr wyt yn feddal iawn yn credu
Mai haint yw cyffwrdd Cnawd, a charu llun
Mwynder o'th gyrraedd … Gwagedd, gwagedd yw!
Priodi Cnawd a Meddwl – dyna yw Byw.

*

Aroglau'r gwymon! … Gwelaf haul yr haf
Yn rhoi esmwythyd mwyn i donnau'r lli,
A'r bobloedd fodlon ar y draethell braf
Yn ymddigrifo yn y chwaon ffri.
Aroglau'r gwymon! … Clywaf firi'r byd
Yng ngherdded brwd yr offerynnau cerdd,
A rhyw rianedd yn eu gwyn i gyd
Yn chwerthin gyda'r hwyr ar lannerch werdd.
Aroglau'r gwymon! … Cerddwn yno'n syn,
A'm gwybod wedi annibennu f'oes,
A sylwi ar un o ri'r rhianedd gwyn
Yn sylwi arnaf i … Ciliodd y loes
A wasgai arnaf rhag ei gwên fach, araf …
Tyngais yn fyr fy mhwyll: Myfi a'i caraf!

Myfi a'i caraf, meddwn, er bod Rhyw
A Chariad wedi'u drysu'n ddi-wahân.
Rhaid bod gorawen Cariad pur o Dduw
A hoywai ddau, pe lleddid Rhyw yn lân.
A medrwn hynny'n awr. Mi rwystrwn Gnawd
I orfod eto ar fy Meddwl i …
Ni thorrem air, ni cherddem ar un rhawd;
Ac ni chusanem, ni chofleidiem ni.

Gwelwn y fun yn gyson ger y don,
  A digon oedd ei *gweled* i'm boddhau.
Cyfleai'n llygaid Gariad dwfn y fron;
  Deallai'r naill ystori'r llall yn glau;
A mynegasom yn ein caru mud
Deimladau drechai holl dafodau'r byd.

Tafodau'r byd! Sut y mynegent hwy
  Y gwynfyd rhyfedd barai'r fun i mi;
Tystiwn fod diwedd ar f'anffodion mwy
  A Byw hyfryted yn ei *golwg* hi.
Ffenestri'i chalon oedd ei llygaid glas,
  A phurdeb plentyn ynddynt, er ei hoed;
Gŵyl oedd ei hagwedd, heb awgrymu cas
  Yn llercian yn ei gwisg na cham ei throed.
'Roedd Bywyd, er fy siomi dro a thro
  Yn fwy na gwerth y cwbl a gostiodd im;
Ni fedrai'r byd er ei gyfrwysed o
  Amgyffred ei gyfaredd ddwyfol ddim,
Ac yntau o hyd yn rhygnu'r un hen dant
Nad ydyw deuoedd ond peiriannau plant.

Peiriannau plant! Gwae beri o'r gwymon gofio
  Yr hwyr y staeniwyd Cariad glan y môr!
Dichon mai gweld y rheiny ddoi o nofio
  Gyffroes a ddirgel-gronnai ynnwy'n stôr ...
Ond gwn i mi freuddwydio ganol nos
  Gael pleser wrth halogi 'nghariad fud ...
Yr oedd yr ieuanc wawr yn cleisio'n dlos
  Pan giliodd cwsg ... Cofiais y cwbl i gyd.
Gŵyr Duw im wylo dagrau chwerwon iawn

  Uwch ben gresynus wedd fy mwriad glân;
Mentrais i'r traeth a'r heulwen y prynhawn,
  Ond mi ddihengais mewn rhyw uffern dân
O gyrraedd pawb o'r byd pan welais i
Euogrwydd hefyd yn ei llygaid hi!

*

Yng nghanol coed yr oeddwn, a thor-calon
  Yn wyniau drosof. Llefais: Ofer waith
Yw ymarfogi rhag fy nygn dreialon;
  Fe gafodd Rhyw wall arnaf. Ffaith yw ffaith.
Bellach, Tydi y rhusiais rhagot cyd,
  Siarad â mi; nid wy'n dy ofni'n hwy.
Gyfarwydd rhyfedd, Broffwyd siŵr o hyd,
  Beth a olygi? Mi'th wrandawaf mwy ...
Pwyso fy mhen ar gnwd o borfa werdd ...
  Y coed yn gysgod mwyn rhag haul y nef ...
Calon y byd yn curo, curo ... Cerdd
  Rhyw dderyn bychan, sionc ... Chwyth awel gref ...
Petrusgar osteg dwys ... Distawrwydd mawr ...
A'r Rhywun, yntau, yn llefaru'n awr:

Fe blygaist dithau, er dy ystyfniced,
  O'r diwedd, wedi 'ngochel lawer gwaith;
Gwyddwn o hyd na fedrai d'anniddiced
  Ei lygad-dynnu rhagof i drwy'r daith.
Fe'm gelwaist yn Gyfarwydd rhyfedd, gynnau,
  A Phroffwyd siŵr. Ynfyd o beth yw dyn!
Nid ydoedd a'th ddilynodd hyd y grynnau
  Dorrit yn ofer ond Tydi dy Hun.

Fel pe mynasai'r Bywyd sy'n y maes –
Y dderwen gadarn neu'r glaswelltyn main,
Lesteirio'r Rhin a dynn eu gwreiddiau llaes
O'r pridd a'u magodd i'w grymuso'n gain,
A methu ganddynt dorri'n ddail a blodau
A nychu'n ddiymadferth drwy'u cyfnodau.

Cans Rhin dy Fywyd dithau ydwyf i
A dynn dy wreiddiau fyth o bridd dy dras.
Gwesgaist fi 'ngwaelod dy ymwybod di,
A phoeni mewn anallu heb fy ngras.
Nid ydwyf i na da na drwg, – i gyd –
Mae blas dy bridd, a'i wrtaith arna'i'n drwm.
Efallai na bydd ddoeth fy ngair bob pryd,
Ac y crafangaf wrth ragfarnau llwm.
Ond rhaid i'th Gnawd a'th Feddwl di eu plygu
I wneuthur a orchmynnwyf i drwy d'oes;
A thrwof caiff dy Fywyd ei amlygu
Fel, fel y mae, mewn chwerthin ac mewn loes;
A gwybod y bodlonrwydd sydd o Fyw
Yn gwbl a chywir yn ôl Diben Duw.

Fe blygaist, do, ond nid cyn pechu i'm herbyn;
Ac ni bu bechod heb ei gosb erioed;
Llechu ni cheffi'n unman rhag ei derbyn, –
A'r llymaf cosb yw cosb yr ifanc oed.
Nid ei di adref i aroglau'r mawn,
Na chofi eto ddechrau'r crwydro ffôl;
Ni chlywi sawr y pridd, wanwynol nawn,
Na ddaw a wnaethost ti a Mair yn ôl;
Ni chlywi fyth aroglau gwair yr haf

Heb gofio llygru'r Cyfeillgarwch cu;
Na sawr y gwymon na ddaw methiant claf
Y caru anghyffwrdd eto i'th gof yn hy.

Felly y teli bris dy feiau oll
Nes pylo colyn Atgo, a mynd ar goll.

LLYTHYR MORRIS T. WILLIAMS O DONYPANDY

Yn Nhonypandy, Cwm Rhondda, yr ysgrifennaf hwn ar y pedwerydd dydd ar hugain o Awst, 1927.

F'anwylaf Gyfaill,

Pan ddarlleni'r llythyr hwn bydd dy hên [sic] gyfaill, Morris o'r Groeslon, wedi dyfod i ben ei denyn a'r "llygad a'm gwelodd ni'm gwel mwyach.[''] Odid y byddaf eisoes yn rhan o'r wlad a gerais mor angerddol ac wrth f'ochr bydd fy Mam a 'Nhad ond hollol ddihitio. A chyn hir bydd hên gyfeillion yn adrodd chwedleuon am fy mywyd i a'u bywyd hwy.

Efallai yr aiff blynyddoedd lawer heibio cyn y gweli'r llythyr hwn ond y mae un peth yn sicr – ni fuasai'n syn imi farw unrhyw foment. Y dyddiau diweddaf hyn gwelaf yn berffaith glir fod fy nghalon mewn cyflwr difrifol. Gall unrhyw ddyn gadw cyfrif o guriadau'r gwaed a phethau felly heb gynorthwy'r doctor ac yr wyf innau fel Barbellion yn rhoi fy mys ar guriadau fy mywyd.[1] Y mae'n debig mai'r crydcymalau a roddai boenau yn

[1] W. N. P. Barbellion (1889-1919), y dyddiadurwr ac awdur *The Journal of a Disappointed Man*, sy'n cynnwys cyfrif gonest a phersonol o fyw gyda chyflwr dirywiol MS.

f'ochr ar hyd y blynyddoedd ac o'r diwedd effeithiodd hwnnw'n naturiol ar fy nghalon nes mwyach rhaid imi fod yn ofalus wrth gerdded a chlywaf y dagr yn f'ochr. Ac i orffen am hyn dywedaf fod amryw ddoctoriaid wedi dweyd fy mod yn holliach a phrofasant unwaith yn rhagor nad ydynt yn da i ddim o bwys.

A mi'n myfyrio am y pethau hyn torrodd ystorm o fellt a tharanau uwchben y Cwm fel pe i bwysleisio pa mor dila yw dyn. A chlywaf wraig y tŷ yn canu

"'Rwyf yn dechreu teimlo eisoes
Beraroglau'r gwledydd draw."

Edrychaf yn y drych a sylweddolaf fy mod yn llanc hardd. Y mae fy llygaid yn fawr a llydan fel un yn rhyfeddu at fywyd a meddyliaf am y cyfan hyn [sic] yn gymysg a'r pridd.

Meddyliaf am oes dyn a sylweddoli fyred yw wedi'r cyfan[,] ac i'r greadigaeth bychan yw'r gwahaniaeth rhwng deg oed a chant oed. Ond pan ddaw i'r pen nid yw hynny'n llawer o gysur i mi. Gwelaf mor braf ydyw hi ar y rhai a fuont ddigon diniwed neu'n ddigon o freuddwydwyr i fedru credu mewn bywyd arall wedi gadael ohonynt y bywyd. Ond dywedaf wrthyt yn awr, pan na fyddai'n syn gennyf pe trengwn cyn gorffen y frawddeg hon, na newidiais ddim ar fy marn a [sic] fyw a bod.

Ond heno carwn ddweyd wrthyt pa mor hoff gennyf yw bywyd. Pan edrychwyf yn ôl gwelaf y treiglo araf drwy drueni a phan edrychwyf ymlaen ni welaf unpeth amgenach. Ond o'r trueni hwn y mae rhai o leiaf yn cipio'r Da, y llawenydd, y blodyn o ganol y dyryswch. A chefais innau bleser o fywyd. Bum yn un o'r gwyr mwyaf ffodus canys cefais gyfeillion na throediodd eu rhagorach ddaear Cymru. Yn Oes Aur bywyd Cymru, oes y dadeni, cefais fyw ymysg y rhai y pery eu gwaith tra paro'r Gymraeg. Gwyddost amdanynt bob un ac ymostyngaf mewn teyrnged iddynt.

Yr wyf yn caru fy nghyfeillion a phe'm dewis gawn nis gadwn byth. Gwyddost yr ergyd imi a fu colli 'Nhad a Mam. Edrychaf ar llun [sic] Mam yma; gwena – ac eto ymhen llai na blwyddyn yr oedd hi'n un a'r ddaear. Pa faint bynnag o drueni sydd mewn bywyd cefais i rieni na ellid rhagori arnynt fel rhieni. A Hannah a Dafydd yn ffyddlon i'r pen yn cwblhau'r aelwyd ddedwydd er ein holl helbulon.[2]

Pe ceisiwn ni fedrwn fynegi'r cariad a deimlaf tuag atat ti. Tydi roddod [sic] ail fywyd imi. Fe ei di dros yr yrfa i gyd yn dy feddwl ac heno daw deigryn i'm llygaid wrth feddwl am hynny[,] ond y pryd hynny ni bydd y cyfan yn ddim i mi. Ni raid imi ymhelaethu dim wrthyt ti canys fy [sic] ddywed dy galon bopeth wrthyt.

Dywed wrth Kate Roberts yr holl bethau a ddywedais wrthyt. Gwn pe bawn fyw am hanner canrif eto a charu merch a phriod na charaf neb gyda'r ymddiriedaeth a'r parch fel a fu rhyngddi hi a mi. Efallai mai da i ni beidio cyd-fyw canys buasai arnaf ofn priodi rhag ofn difetha ein llawenydd. Gobeithio y bydd ambell atgo am Gwm Nedd a Chraig y Dinas ac afon Dyfi a Chastell Dinas Brân yn rhoi llawenydd iddi nes dêl ei dydd hithau i ben.

Ie, gwelaf eich darluniau, fy hên gyfeillion[,] ond daw amser pan fyddaf yn ddihitio i'r cyfan. Efallai y cyhoeddir fy nofel a bydd sgwrsio amdani; Efallai y cyhoeddir y ddrama a bydd sôn am honno. Ac yna fe gesgli dithau fy llythyrau ynghyd ac odid eu cyhoeddi a rhyfedda llawer un at eu cynnwys. Byddaf innau yn destun ymgomio ac ymddadleu mewn Steddfod a thafarn ac efallai y sonia rhywun am fy nghyfraniad i fywyd Cymru. Ond pa beth a fydd hynny i mi? Dim. Ni ddaw ag un cysur i mi. Ni fynnaf enwogrwydd tra bwyf byw ac nid yw enwogrwydd ar ol marw yn werth clec.

Ond cefais fy llawenydd mewn bywyd, ond y mae'n drist gorfod eich gadael chwi i gyd[,] fy hên gyfeillion. A phe mynnai rhywun wybod pa beth a gredaf am y terfyn ar ein "dyletswydd" mewn bywyd dywedaf yn ddibetrus – cael llawenydd a boddlonrwydd.

Druan ohonom.

---

[2] Ei frawd a'i chwaer.

Bellach bydd dithau wych a darllen Williams-Parry ac "Omar Khayam [sic]" er fy mwyn, a chofia am un a'th garodd hyd y diwedd ac a hiraetha am gael dy gyfarfod ti [sic] a'r hogia a'r genod mewn hen dafarn i ymgomio ac yfed hyd dragwyddoldeb ond a wyr [sic] mai ofer y cyfan. Yn ffyddlon hyd y diwedd mewn lawer [sic] tro[,] a dyma'r diwedd i dy hen gyfaill.

Morris.

LLYFRYDDIAETH DDETHOL

Ni allaf honni fod popeth a ddarllenais a ddylanwadodd rywsut ar fy ymateb i 'Atgof' i'w gael yn y rhestr isod; credaf fod popeth a ddarllenwn yn effeithio ar ein ffordd o weld pethau, a chedwais at y ffynonellau a adawodd eu hôl yn uniongyrchol ar y testun. Fy nghyfrifoldeb fy hun yw unrhyw ddiffyg neu fwlch amlwg, er i mi wneud pob ymdrech i gydnabod yn briodol ac yn drylwyr. Defnyddir y byrfodd LlGC ar gyfer Llyfrgell Genedlaethol Cymru.

Cyffredinol

Davies, Hywel (cyf.) & Rhys, E. Prosser, *Memory: English translation of Crown Poem* (Lerpwl, 1924).

Edwards, J.M., *Y Casgliad Cyflawn* (Abertawe, 1980).

Edwards, J. M. (gol.), *Cerddi Prosser Rhys* (Dinbych, 1950).

Eynon, Ciarán, 'Gan y Gwirion y Ceir y *Queer*? Astudiaeth o lenyddiaeth LHDT+ y Gymraeg yng nghyd-destun theori Cadi' (thesis anghyhoeddedig, Ysgol y Gymraeg, Prifysgol Caerdydd, 2021).

Hardy, Thomas, *Jude the Obscure* (arg. Wessex, Llundain, 1912).

Highet, Gilbert, *Poets in a Landscape* (Llundain, 1957).

Hincks, Rhisiart, *E. Prosser Rhys 1901–45* (Llandysul, 1980).

Jones, Albert Evans (Cynan), *Cerddi Cynan: y Casgliad Cyflawn* (Lerpwl, 1959).

Jones, J. T. (John Eilian) & Rhys, E. Prosser, *Gwaed Ifanc* (Wrecsam, 1923).

Joyce, James, *Ulysses: the Corrected Text* (Llundain, 1986).

Lynch, Peredur, 'Morris T. Williams y Nofelydd', *Taliesin*, 85 (Gwanwyn 1994), tt. 7–25.

Nicolson, Adam, *The Making of Poetry: Coleridge, the Wordsworths and Their Year of Marvels* (Llundain, 2019).

Ní Ghríofa, Doireann, *A Ghost in the Throat* (Dulyn, 2020).

Prichard, Caradog, *Afal Drwg Adda* (Dinbych, 1973).

Prichard, Caradog, *Tantalus: Casgliad o Gerddi* (Dinbych, 1957).

Phillips, Eluned, *Dewi Emrys* (Llandysul, 1971).

Rowlands, John, '"Atgof" Prosser Rhys', *Ysgrifau Beirniadol XVI* (Dinbych, 1990), tt. 141–57.

Wiliams, Gerwyn, *Cynan: Drama Bywyd Albert Evans Jones* (1895–1970) (Talybont, 2020).

Noder: Os yw ffynhonnell wedi'i chynnwys yn y rhestr 'gyffredinol', nid yw'n ymddangos wedyn yn yr isadrannau ar gyfer deunydd sy'n porthi'r penodau unigol.

Prolog: Dedalus

Clark, J., *Poem on Pontypool Park* (Caerdydd, 1924).

'Eisteddfod 2024: A yw pobl leol yn teimlo'n rhan ohoni?' ar wefan BBC Cymru Fyw, 1 Mawrth 2024, cyrchwyd Ebrill 2024, *bbc.com/cymrufyw/68435101.amp*

Rhys, E. Prosser, llythyr at Morris T. Williams, 20 Awst 1924, Papurau Kate Roberts, LlGC, 3444.

'The Prince in Wales, Gowned in Bardic Robes at Welsh National Eisteddfod' trwy British Pathé ar *youtube.com*, cyrchwyd ar-lein Chwefror 2025.

Yr Herald Cymraeg, 12 Awst 1924.

Pennod 1: Pentremynydd

'Blwyddyn Newydd Dda', erthygl ar wefan Casgliad y Werin Cymru, cyrchwyd Tachwedd 2024, *https://www.casgliadywerin.cymru/content/happy-new-year*

Hamza, Johann, paentiad 'The Blacksmith's Forge' (1900).

The Welsh Gazette, 4 Ionawr 1917.

Pennod 2: Mwg Mawn

Evans, Thomas (Telynog), 'Prudd-Gân', *Barddoniaeth Telynog* (Merthyr Tudful, 1866) t. 105.

Graves, Carwyn, *Tir: The Story of the Welsh Landscape* (Caerdydd, 2024).

Lewis, Gwyneth, *Nightshade Mother: A Disentangling* (Caerdydd, 2024).

Lindsay, Kathryn, 'Why This Woman Is Making Poems Out Of Celebrities' Apologies For Sexual Abuse', *Refinery29*, 14 Tachwedd 2017, cyrchwyd Tachwedd 2023, *https://www.refinery29.com/en-us/2017/11/181057/celebrity-sexual-abuse-apologies-erasure-poems*

Stevens, Dan, 'Guto'r Glyn, Homoerotiaeth a Rhywedd Perfformiadol', *Y Stamp*, 7 (Gwanwyn 2019), tt. 9–10.

Williams, Gwyn, 'E. Prosser Rhys: Rhai Ffeithiau', *Y Traethodydd*, cxxxii (1977), tt. 181–5.

Williams, Gwyn, *Summer Journal 1951* (Aberystwyth, 2004).

Y Cymro, 18 Ionawr 1918.

Pennod 3: Morfa Du

Housman, A. E., *A Shropshire Lad* (arg. The Folio Society, Llundain, 1986).

Housman, A. E., 'Additional Poem XVIII' neu 'Oh who is that young sinner', *Collected Poems* (Llundain, 1939), t. 233.

Orwell, George, 'Inside the Whale', *Inside the Whale and Other Essays* (Llundain, 1940).

Rhys, E. Prosser (Euroswydd), colofn 'Chwaon o Geredigion', *Y Darian*, 1919-20.

Cofnod Richard Davies (Isgarn) ar wefan *Y Bywgraffiadur Cymreig*, cyrchwyd Ionawr 2025, *bywgraffiadur.cymru/article/c2-DAVI-RIC-1887*

White, Paul, gwefan *welshruins.co.uk*; cyrchwyd Tachwedd 2024.

Pennod 4: Pridd

Hopkins, B. T., *Rhos Helyg a Cherddi Eraill* (Lerpwl, 1976).

Rhys, E. Prosser, cerdd anghyhoeddedig, dyddiedig 18 Rhagfyr 1923, Papurau Kate Roberts, LlGC, 4314.

Pennod 5: Heol Elinor

Houlbrook, Matt, *Queer London: Perils and Pleasures in the Sexual Metropolis, 1918-1957* (Chicago, 2005).

Rooney, Kathleen, 'Don't Forget the Flâneur', gwefan Poetry Foundation, 27 Medi 2016, cyrchwyd Awst 2024, *https://www.poetryfoundation.org/articles/90821/dont-forget-the-flaneur*

Rhys, E. Prosser, llythyrau at Richard Davies (Isgarn), 1920-21, LlGC.

Turek, Anežka, 'Queering the Flâneur: Constructing Identity Through Thoughtful Wandering', cylchgrawn ar-lein *Boshemia*, 3 Medi 2021, cyrchwyd Awst 2024, *https://www.boshemiamagazine.com/blog/queering-the-flaneur*

Yr Herald Cymraeg, 16 Awst 1921.

Pennod 6: Gwair

Prichard, Caradog, 'Coronau a Chadeiriau', *The Transactions of the Honourable Society of the Cymmrodorion, Session 1970*, pt. II (1971), tt. 299–314.

Rhys, E. Prosser, cerdd anghyhoeddedig, mewn llythyr heb ei ddyddio at Morris T. Williams, tua Nadolig 1921, Papurau Kate Roberts, LlGC, 3299.

Rhys, E. Prosser, llythyrau at Richard Davies (Isgarn), 1920-21, LlGC.

Thomas, Griffith, Dyddiadur 1921 ar wefan *rhiw.com*, cyrchwyd Awst 2024.

Williams, Morris T., llythyr (heb ei anfon) at E. Prosser Rhys o Donypandy, 24 Awst 1927, Papurau Kate Roberts, LlGC, 4213.

Yr Awdl a'r Bryddest Fuddugol a Darnau Buddugol Ereill, Eisteddfod Genedlaethol Caernarfon, 1921 (Caernarfon, 1921).

Yr Herald Cymraeg, 2, 9, 16 a 23 Awst 1921.

Y Darian, 26 Ionawr 1922.

Pennod 7: Ffordd y Môr

Bell, H. Idris, adolygiad yn *The Welsh Outlook*, xi/5 (1924), t. 139.

Davies, Manon Wynn, 'Nid yw diwedd y daith ond ei dechrau: Agweddau ar waith Iwan Llwyd' (thesis doethuriaeth, Adran y Gymraeg, Prifysgol Aberystwyth, cyhoeddwyd ar-lein, 2016), tt. 64–6.

Gruffydd, W. J., adolygiad yn *Y Llenor*, iii/3 (1924), tt. 188–94.

Jones, J. T. (John Eilian) & Rhys, E. Prosser, llawysgrif *Gwaed Ifanc* (1923), Archif John Eilian, ffeil 4/1, LlGC.

Llwyd, Iwan, 'Sonedau Bore Sadwrn', *Sonedau Bore Sadwrn* (Talybont, 1983), t. 4.

Masefield, John, 'Laugh and Be Merry', *Ballads* (Llundain, 1903), tt. 44–5.

Parry, R. Williams, adolygiad yn *Cymru*, lxvi/2 (Chwefror 1924), tt. 51–3.

Prichard, Caradog, llythyr at Morris T. Williams, 17 Mawrth 1923, Papurau Kate Roberts, LlGC, 3216.

Rhys, E. Prosser, llythyrau at Morris T. Williams, Ionawr-Mai 1923, Papurau Kate Roberts, LlGC, 3398–3424.

Stanley, Bob, detholiad o *The Birth of Pop* yn *theguardian.com*, cyrchwyd Ebrill 2025, *https://www.theguardian.com/music/2022/may/04/they-got-rhythm-the-interwar-british-dance-bands-who-pointed-towards-pop*

The Welsh Gazette, 26 Gorffennaf 1923.

The Western Morning News, 18 Gorffennaf 1923.

Thomas, Dylan, 'My hero bares his nerves' ar *poets.org*, cyrchwyd Ionawr 2025, *https://poets.org/poem/my-hero-bares-his-nerves/print*

Yr Herald Cymraeg, 6, 13 a 29 Mawrth 1923.

Vuong, Ocean, 'Ode to Masturbation', *Night Sky with Exit Wounds* (Llundain, 2017), tt. 59–64.

Pennod 8: Gwymon

Rhys, E. Prosser, cerdd anghyhoeddedig, dyddiedig 8 Ionawr 1922, Papurau Kate Roberts, LlGC, 4314.

Rhys, E. Prosser, llythyrau at Morris T. Williams, Mai 1923, Papurau Kate Roberts, LlGC, 3425-3431.

Stopes, Marie Carmichael, *Married Love, or Love in Marriage* (Efrog Newydd, 1918).

Pennod 9: Atgof

James, D. Emrys (Dewi Emrys), *Atgof, gan 'Lle Brefa'r Hydd'* (Caerdydd, 1924).

Rhys, E. Prosser, 'Atgof' (llawysgrif), Papurau Kate Roberts, LlGC, 4315.

Rhys, E. Prosser, 'Atgof', argraffiad swyddfa'r *Cambrian News* (Aberystwyth, 1924).

Rhys, E. Prosser, llythyrau at Morris T. Williams, Mehefin-Tachwedd 1924, Papurau Kate Roberts, LlGC, 3440–3450.

Rhys, E. Prosser, penillion agoriadol gwreiddiol 'Atgof' o doriad papur newydd anhysbys, Papurau Kate Roberts, LlGC, 4314.

The Aberdare Leader, 23 a 30 Awst 1924; 13 Medi 1924.

The Glamorgan Advertiser, 8 Awst 1924.

The Merthyr Express, 13 a 20 Medi 1924.

The South Wales Daily Post, 27 Awst 1924.

The Welsh Gazette, 14 a 21 Awst 1924; 18 Medi 1924.

The Welshman, 22 Awst 1924.

The Western Mail, 12, 13, 15, 19 a 21 Awst 1924; 3 Medi 1924; 18 Tachwedd 1924.

Y Brython, 4 Medi 1924.

Yr Awdl, y Bryddest, a Darnau Eraill, Buddugol yn Eisteddfod Genedlaethol Pontypwl, 1924 (Lerpwl, 1924).

Epilog: 2024

Crump, Eryl, 'Dwy sioe yn cofio "sgandal a sarhad" cerdd y Goron gan mlynedd yn ôl' ar wefan *Newyddion S4C*, 5 Awst 2024, cyrchwyd 9 Awst 2024.

Evans-Jones, Gareth (gol.), *Curiadau: Blodeugerdd LHDTC+* (Cyhoeddiadau Barddas, 2023).

Eynon, Ciarán, 'Diolch' yn *I Dynnu ar yr Edau: Cyfansoddiadau Buddugol Adrannau Llenyddol Eisteddfod yr Urdd 2022 a 2023* (Urdd Gobaith Cymru, 2023), tt. 10–13.

Hessel, Katy (cyflwynydd), *Death of an Artist*, cyfres 2 (Pushkin, 2024).

Lewis, W. Gwyn (gol.), *Cyfansoddiadau a Beirniadaethau Eisteddfod Genedlaethol Cymru Rhondda Cynon Taf 2024*, tt. 3–89.

Lovgreen, Mari (gol.), *Cariad* (Cyhoeddiadau Barddas, 2023).

DIOLCHIADAU

Diolch i W. J. Gruffydd, Gwili a Crwys, trindod beirniaid y Goron yn Eisteddfod Genedlaethol Cymru Pont-y-pŵl 1924, am gytuno i goroni a cheryddu, a gadael y gath sylweddol hon o'r cwd yn y lle cyntaf.

Rydw i'n ddyledus iawn i T. Robin Chapman am destun y traethawd a'm sbardunodd ar drywydd Prosser Rhys, ac i Adran y Gymraeg ac Astudiaethau Celtaidd ym Mhrifysgol Aberystwyth am ddyfarnu i'r traethawd hwnnw Wobr T. E. Nicholas yn 2017.

Pan benodwyd Gerwyn Wiliams yn olygydd creadigol yng Ngwasg y Bwthyn, gwyddwn ar unwaith y byddai ef – fel cofiannydd Cynan, un o'r cymeriadau mawr a chyson yn hanes y cyfnod hwn ym mywyd Prosser Rhys – yn cynnig pâr saff o ddwylo i lywio'r gyfrol trwy'r wasg. Diolch felly iddo ef ac i'r wasg sydd â'i chartref yn yr un rhes o adeiladau lle bu Prosser a Morris yn cydlafurio ar *Yr Herald*, am fwrw eu ffydd o blaid y gwaith.

I staff amyneddgar a hael y mannau lle bûm yn dyfal dyrchu: Archifdy Caernarfon, Amgueddfa Torfaen, Llyfrgell Genedlaethol Cymru, Archifau a Chasgliadau Arbennig Prifysgol Bangor, Llyfrgell Tref Caernarfon (gydag ymddiheuriadau am sawl llyfr a ddychwelwyd ymhell, bell heibio i'w amser); ac i Blaid Cymru – deiliaid hawlfraint papurau Kate Roberts – am ganiatâd parod i gyhoeddi llythyr gan Morris T. Williams yn ei grynswth fel atodiad.

Cyfannwyd cylch yn fy ymwneud â Prosser Rhys pan gytunodd Rhisiart Hincks, awdur y cofiant gwreiddiol, i ddarllen y deipysgrif; diolch iddo am ei frwdfrydedd, ei anogaeth a'i awgrymiadau gwerthfawr. Am ohebiaethau a sgyrsiau difyr eraill dros y blynyddoedd diwethaf: Gareth Evans-Jones, Ciarán Eynon, Paul Griffiths, Dylan Huw, Talulah Thomas, Morgan Owen, Esyllt Angharad Lewis. Yn arbennig i Grug Muse a Llŷr Titus, cyfeillion hael a beirniaid llym sy'n arbed fy nghamau gwag. Rydw i'n trysori fy nghyd-awduron, a'r ddau yma yn anad neb.

Diolch i Richard Farmer, Gwasg Cae Coch, am fynd ati gyda brwdfrydedd i wireddu fy ngweledigaeth ar gyfer y clawr, a gwasgu inc ar bapur mewn modd fyddai wedi plesio Morris a Prosser, argraffwyr a chyhoeddwyr, yn fawr iawn. Rhyfeddent hefyd at gyfrifiadurwaith Dafydd Owain o Gyngor Llyfrau Cymru, dylunydd a chysodydd y gyfrol.

Dyfarnwyd Cymrodoriaeth Cymru'r Dyfodol i mi ar gyfer 2023-25 gan Gyngor Celfyddydau Cymru ar y cyd â Peak Cymru a Chyfoeth Naturiol Cymru. Er nad yw'r prosiect hwn yn deillio'n uniongyrchol o waith cyfnod y grant hwnnw, bu'r hamdden a gefais i archwilio sawl peth – gwrywdod gwledig yn arbennig – yn gyfoethogol i'r cynnwys. Diolch am y cyfle i anadlu, darllen, chwilota a gwella.

Fel pob amser, i'r teulu bach acw am gyd-fyw â galwedigaeth ryfedd ac anwadal y sgwennwr: dim ond gwerthfawrogiad a chariad.

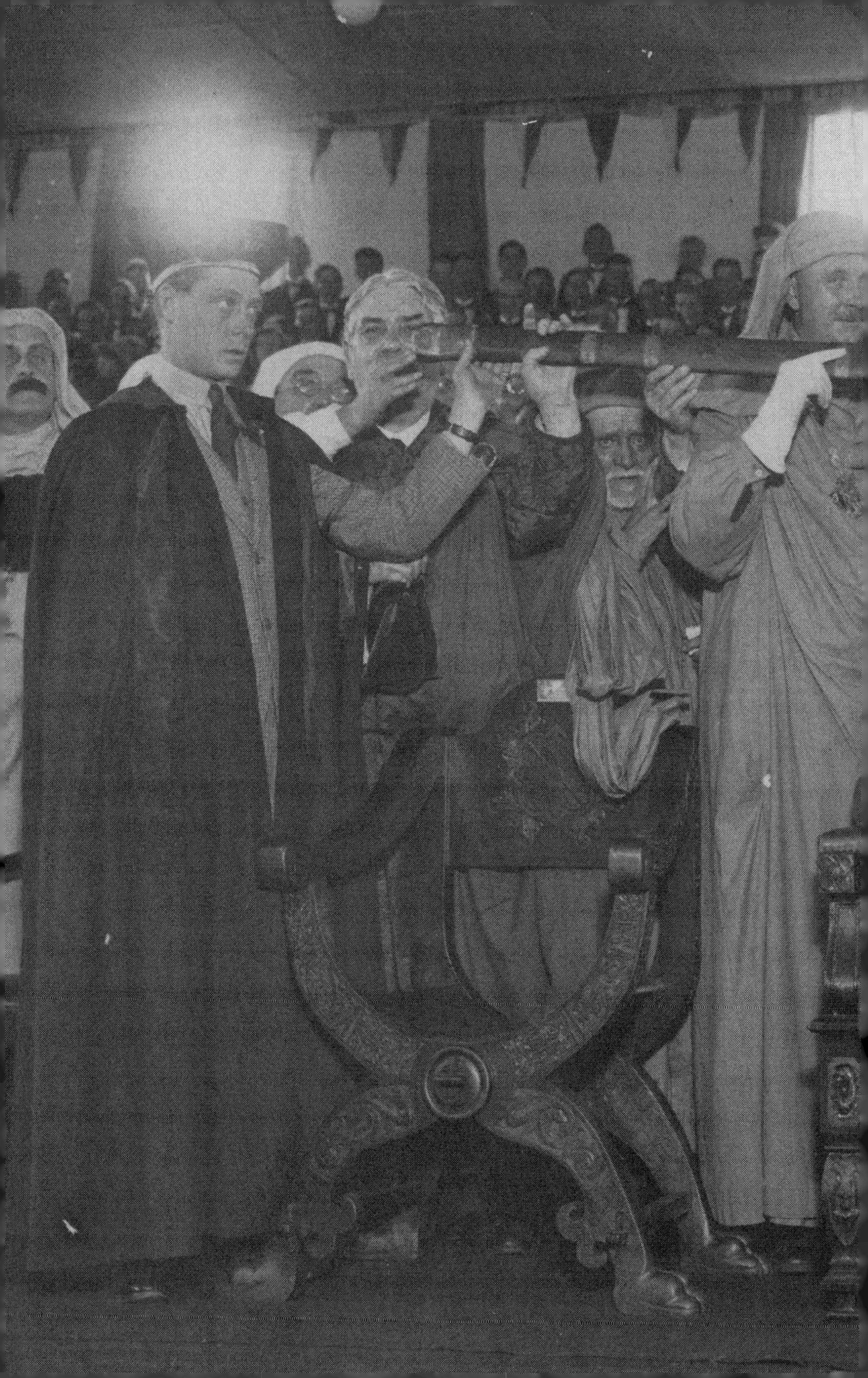